首の一点を
調《ととの》えるだけで
「先天的知能」が
身体を治す

医者や薬に頼らずに病気が治る方法

上部頸椎専門カイロプラクター

高橋祐一郎

Takahashi Yuichiro

現代書林

はじめに

読者の皆さん、私はカイロプラクターの高橋祐一郎と申します。

「カイロプラクティック」という言葉を聞いたことがある人もいるでしょう。多くはテレビやマスコミを通して聞いたり見たりしているのだと思いますが、中には直接体験されている方もいらっしゃるでしょう。

しかし、おそらく上部頸椎のみを扱う「上部頸椎専門カイロプラクティック」という方法をご存じの方は大変少ないと思います。メジャーではないので知られていないのです。これは非常に残念なことであり、皆さんにとっても実にもったいないと言わざるを得ません。

私たち上部頸椎専門カイロプラクターは東京の巣鴨にある賀来カイロプラクティックスクールを卒業しています。卒業生は60名以上いるのですが、その卒業生で構成されている協会で、現在協会員は11名です。

スクールの代表である賀来先生は、日本の各都道府県に少なくとも一名は上部頸椎専門カイロプラクターがいて、地域の人の健康向上に努めてもらいたいという希望を持たれています。しかし、卒業生たちにもいろいろな事情があるので、要望通りになりません。そのため、なかなか社会に知れわたりません。

しかし、どこのオフィスでも技術向上に努め、お互いに切磋琢磨をしているので、施術を受けた患者さんたちから高い評価を得ています。

ちなみに私の文章は、言い足りないこともありますが、本書の内容を参考にしていただき、読者の皆さん自身が深く追求されれば、奥深い意味が含まれているはずです。ぜひ、深く追求してください。

皆さんは気づいていますか？

人間の長い歴史の中で、皆さん自身が誰よりも一番賢いということを知っていますか？

皆さん一人一人は、例えばノーベル賞を取った人たちよりも賢いのですよ！　優れているのです。あなた自身を、もっとよく知ってください。

真我探究はシンプルですが、一番難しいのです。しかし、それ故にやりがいがあります。真我探究とは、インドの聖者シュリー・ラマナ・マハルシ師が提唱しているもので、自分の源への探究を試みる方法です。

師は言います。「真我探究は過程であり目的である」と。

私の解釈では、真我探究を心がけて、探究を諦めたり道を外れなければ、一本道を行くようなもので、そのうちにいつか目的の真我になれるということです。

真我探究はカイロプラクティックとは直接的な関係はないのですが、どちらも行き着くところは無機物、有機物の裏にある「見えないエネルギー」のことであり、その大本《おおもと》である「叡智」なのです。

それはどういうことか？　それを本書では説明します。

２０２４年２月

愛気カイロプラクティック・オフィス　髙橋祐一郎

目次

第3章

生命エネルギーとイネイト

第4章

病院で病気を治せるのか？

第5章

自分の身体をイネイトが治した患者さんたちの体験談

第6章

気づいてください！　あなたの身体は、あなたが治す！

第7章

「自己管理」の重要さと「ストレス」の問題

付章

上部頸椎専門カイロプラクティックの基礎知識

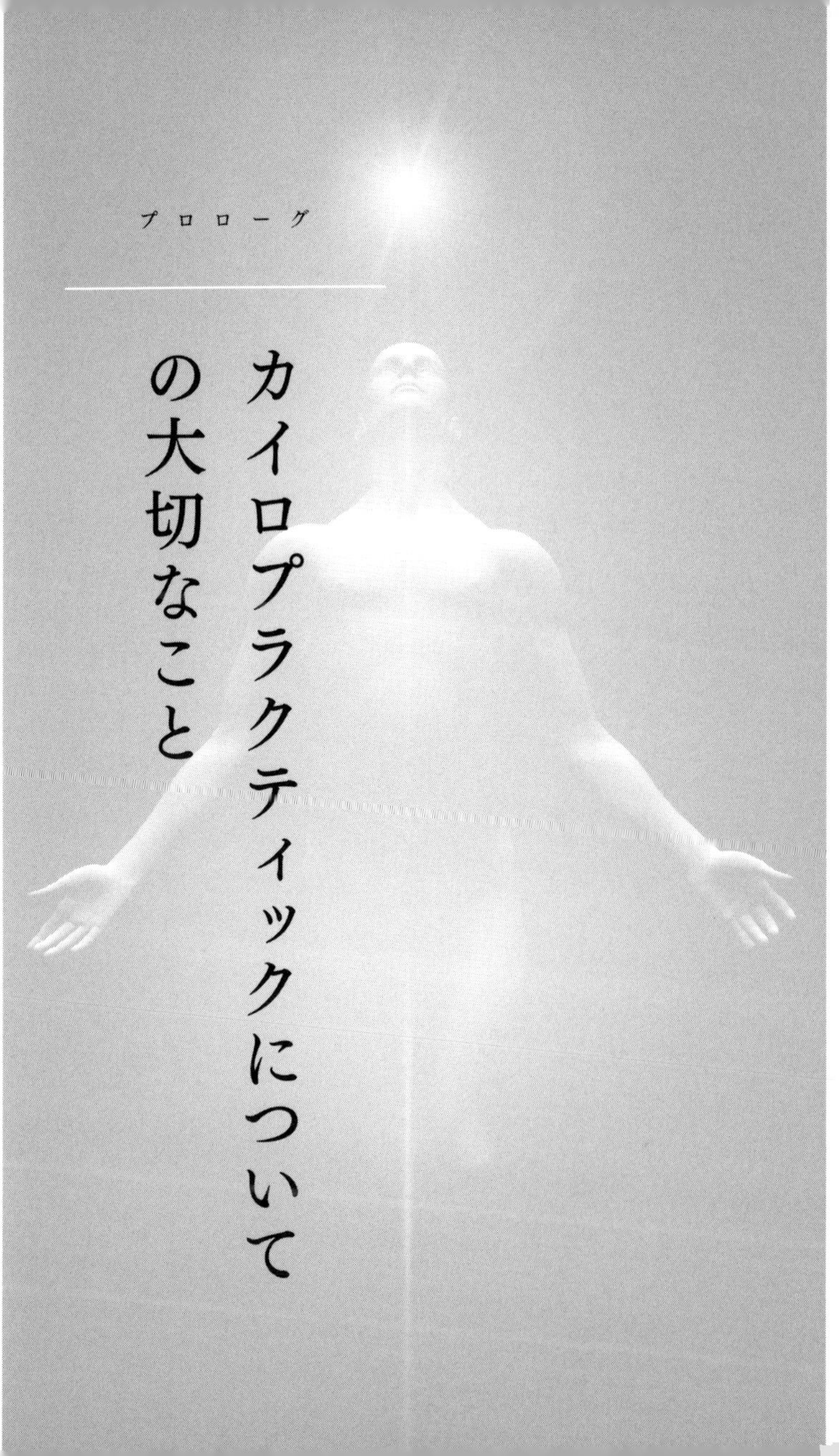

プロローグ

カイロプラクティックについての大切なこと

複雑な西洋医学で「健康」になれるのか？

２０１４年11月に『病気を治すために知ってほしい大切なこと』を出版してから約10年が経ちます。その中で、前半は多くの医師の方々が書かれた著作を参考にし、医療の危険性とクスリの怖さについて、後半は上部頸椎専門カイロプラクティックについて書きました。

そして今回は、上部頸椎専門カイロプラクティックにおいて一番重要な「先天的知能」（イネイトインテリジェンス）に焦点を当ててみたいと思います。

各分野の専門家たちは何事も難しく考えるようですが、中にはもっと単純に思考した方がよいこともあるようです。

それは医療にも言えることです。

私の仕事の関係で身体のことについて書いてみたいと思います。

西洋医学は近年とても複雑になっています。小分けされ、ますます細分化されて果てしがないように続いています。それに伴って病名も増え続けています。どこまで複雑に研究すれば完成に至るのか？　つまり、何をもって健康と言える状態になれるのでしょうか？

上部頸椎専門カイロプラクティックを受けた経験のある患者さんたちも、まだ体験していない一般の人たちも含めて、冷静に客観的に考えてみてください。

自分が受けている治療が本当に身体を治してくれているのか？

特に西洋医学のクスリで身体が「健康」を回復できているのか？

逆に、クスリの副作用はどうなのか？

また、多くの医師たちが西洋医療やクスリなどに関して否定的な本を書いていますが、それは名前を売るためや儲けるために書いているのか、それとも国民の健康のために書いてくれているのか？

皆さん自身が疑問を持つべきですし、そうしなければ自分にとって何も変わりません。社会や医療界、そして大きく言えば世界も変わりません。

当方に来られる患者さんたちも、皆さん「クスリはできれば飲みたくない」という人たちも結構います。しかし、飲みたくないと言いながら飲み続けている人たちがたくさんいます。

どうして飲み続けるのか？

大きな理由の一つは、数値に管理されていて、医師にクスリを勧められ、「やめると将来悪い結果になる可能性がある」と言われたからです。

もう一つは自分に自信が持てないからではないでしょうか。こういう人たちは、自己管理をしない人が多い傾向にあるようです。自分で判断しない人。他人任せの人。情けないと思わない人。反省しない人。反省しても繰り返す人……。

人それぞれ考え方が違うのは当然ですが、まずは足下を見つめ、一歩ずつ正しい方法を歩むことが、その人の人生を進化させ将来に良い結果をもたらすのです。

日本にも、他国に負けないくらいの治療法があり、代表的な西洋医学や東洋医学などいろいろな方法がありますが、それぞれにおいて、「治療」という複雑なことを施します。

カイロプラクティックは単純そのもの

ところが、カイロプラクティックは単純です。

特に上部頸椎専門カイロプラクティックは単純そのものです。1930年にB・J・パーマー博士によってH．I．O．（ホールインワン）学説として発表されてから上部頸椎専門カイロプラクターによって、普遍のまま（そのまま）継承されています。普遍というのは変化しないということです。宇宙の法則は普遍です。そのように変える必要がない、普遍であるということは矛盾がない、間違いがないということです。

H．I．O．学説とは、「体調不良の原因は上部頸椎の変位による」という考えを言います。「いつ」「どこを」「どのように」「なぜ」を追求して、それらの条件が揃ったときに上部頸椎一か所をアジャストメント（調整）するというものです。

「先天的知能」について知ってほしい

カイロプラクティックというのは医療ではありません。したがって「診断」も「治療」も行いません。上部頸椎専門カイロプラクティック（スペシフィックカイロプラクティック）を35年もの長い年月実践し、臨床に関わっていて、私はただの一度も診断・治療をしたことがありません。

さまざまな治療家も含めて医学的な考えの先生たちの見地に立てば、身体の診断も治療もしないなどというおかしな話があるのか、あるいは実に不思議なことだと思うはずです。

一般の読者の方々も考えてください。そんな怪しいことがあるか、眉唾物だ！　というように疑ってください。そして、繰り返しになりますが、逆に今まで慣例として受け入れていた「治療」のことも、もう一度冷静に考えてみてください。

実際に、肉体の限界を超えていない自然の身体は「診断」や「治療」ということをしなくても自然に治るのです。

思い起こしてみてください。皮膚にできた傷は自然に治るのは知っていますよね？　それが本質であり基本です。皆さんは傷が治るということを、病気を治すこととは別のことだと思っているようです。傷が治るのは「自然治癒力」によってなのです。

ちなみに以前にも引用させてもらったのですが、船瀬俊介氏の『クスリは飲んではいけない⁉』（徳間書店）によると、森下敬一医師が「大学医学部では自然治癒力の講座はない」と言われたそうです。

深く考えてみれば分かるのですが、自然治癒力を教えないというのは、これは実におかしなことです。一般の人は考えないでしょうが、「自然治癒力」が治さないのであれば、それでは一体「何が」身体を治すのでしょうか？　この病気や傷を治すという基本の「自然治癒力」を教えないという「医療」とは何ぞや？　となるわけです。

私にとっては不可解なことです。

皆さんが気づいていない、こういうことが重要なのです。

実際に、皮膚を傷つけても、傷が自然に治るように、身体は自然に治るようになっています。本当に身体の中では凄い力が働いているのです。

先生方もさまざまな治療をしますし、患者の皆さんもさまざまな治療を受けますが、身体が「治る」根本を知らないようです。

私には複雑な知識や理論はないのですが、人間の生きる「根本」をつかんだようです。生きる根本を捉えることで、精神的なストレスを解消することにもつながる可能性があることが分かりました。

それらのことを知ってもらいたいという思いで、今回は「カイロプラクティック33の根本原理」の第20番目の「先天的知能」を中心に説明します。

カイロプラクティックは哲学・科学・芸術です。その中の哲学を学び習得してから、私の人生は大きく良い方向に転換しました。それができたのは哲学に加えてスピリチュアルの本を数多く読んだお陰もあります。ただし、いくら多くの本を読んでも、ただ素通りするだけでは何にもなりません。私の場合は、読んで「これは使える」と思えるところを実践で使ったことが良い結果になったのです。

私が書く文章が皆さんの参考になるかどうかは分かりませんが、参考にしてくれた人が、一人でも多く良い状態になれば、私にとってもありがたいことです。何故ありがたいかというと、私は、植西聰《うえにしあきら》著『宇宙銀行』の〝宇宙銀行に徳を積んで、運を良くしたり、願望をかなえたりしながら、幸せな人生を送ろう〟という言葉を参考にさせてもらったからです。

後ほど触れますが、それが意味するのは「原因と結果の法則」のようなもので、「見えないけれども宇宙にある銀行に人々のために良いことをして徳を積み立てていれば、何かのときにその宇宙の銀行から、積み立てた徳が下ろされて自分を助けてくれる」というようなことです。そこで、私の著書が皆さんのお役に立てれば、一つ天に徳を積めることになると思ったのです。

ここで私の精神的支えとなってくれている恩師を紹介しておきましょう。たくさんいますがその中の主な方々です。古い順に、

・五井昌久師

・賀来史同師
・賀来愛子師
・B・J・パーマー師
・Dr.E・L・クラウダー師
・中村天風師
・シュリー・ラマナ・マハルシ師
・ニサルガダッタ・マハラジ師

師と私が勝手に書いていますが、弟子として認められたわけではありません。これらの方々の本を読み、教えに気づいて実行したことを「私の仮説」として作りました。それをこれからご紹介します。その人の精神的レベルによって捉え方が違うと思いますが、最後まで読んでみてください。教えに従って生活したお陰で、私が恩恵を受けられたように、皆さんも良いと思われた方は実行してみてはいかがでしょうか。

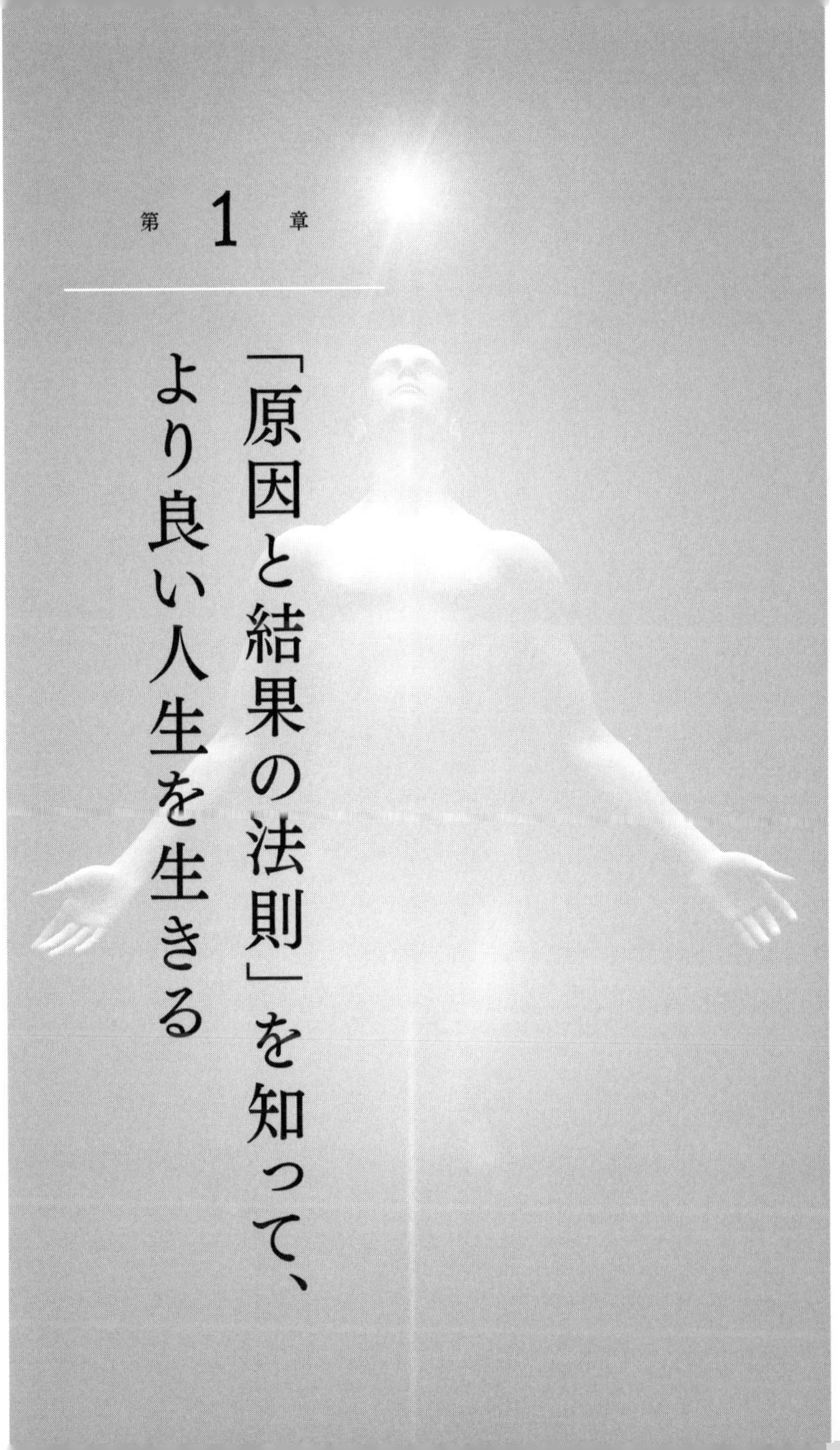

第1章

「原因と結果の法則」を知って、より良い人生を生きる

「原因と結果の法則」は、あなた自身に当てはまる

私たちは地球上で生活しています。それができるのは地球に自然の法則が存在するからです。自然の法則は変化することはありません。自然の法則は変わらないが天変地異は起こります。近年は特に激しく起きています。これらの気象異常の片棒をかついでいるのは他でもない、人間なのです。

地球には自浄作用があり、地球が存在する限り自浄作用は働いてはいるのですが、地球の汚染が激しければ激しいほど修復されるには大変長い年月がかかります。人間に起きた傷と同じです。傷が深ければ治るのに時間がかかるのです。

太陽は東から昇り西に沈んでいく。北から昇り東に沈むようなことはありません。これが法則です。そして、人間の世界にも法則が存在しています。「原因と結果の法則」です。

この「原因と結果の法則」については、常に気遣って生活している人はそれほど多

くはないでしょう。聞いたことがあると思いますが、仏教などでも〝因縁因果〟ということで教えてくれているのですが、それを実行しないのが人間の悲しい性《さが》です。

「原因と結果の法則」とは、正しいことをすれば正しい結果が得られるということです。逆に、悪いことをすれば悪い結果が出るのです。「天網恢々疎《てんもうかいかいそ》にして漏らさず」。老子の言葉です。悪いことをすれば必ず天罰が下るという意味です。

この「原因と結果の法則」は他人事ではありません。すべて自分自身のことです。

26〜27ページの図は「原因と結果の法則」を図式化したものです。

思考を明るくポジティブにしていると精神レベルは高まります。さらに高まると宇宙の叡智に同調していけます。

逆に思考を暗くして、ネガティブになっていくと精神レベルは下がってしまいます。下がれば下がるほど暗黒の世界に沈んでしまうのです。

私は、この「原因と結果の法則」を知る30代後半までは無闇な生活をしていたのですが、それでも大きな災いに遭うこともなく生活できていました。以前には思うこともしなかったし、できなかったのですが、いつからとははっきり記憶はありませんが、

宇宙の叡智

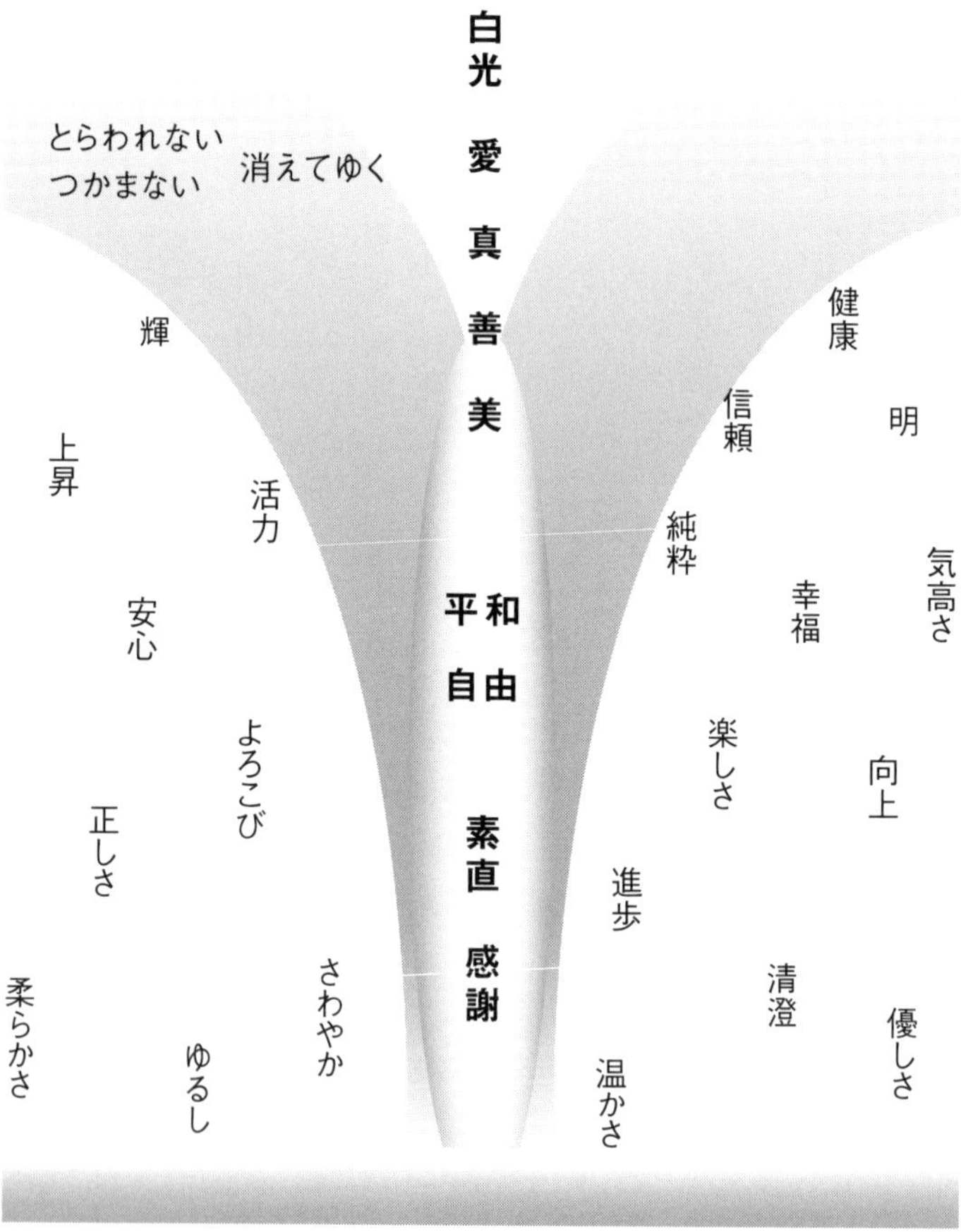

宇宙の法則「あなたが与えたものは、すべてあなたに戻ってくる」＝原因と結果
あなたの日常の思考、行動、発言、等はすべてあなたに戻ってくる。今、作っている原因はやがて結果として現れてくる。また、今、現実に出てくること（結果）は、過去において自分が作ったもの（原因）である。**出てきたものは、消えてゆくのだから、それにとらわれず、**新たな善因を作っていけば、必ず良い結果が現れてくる。毎日、毎時、今、今、今を上図のような前向きの気持で生活しましょう。

よくない
うわさ
責め
心配
妬む
疑惑
妨げる
けなす
快楽に
ふける
悩む
苦しい
憎む
退歩
嘲笑
恐怖
不正
差別
下向
悲哀
寂しい
恨む
不純
孤独
つかむ
とらわれる
不信
歪み
不健康
うそ
転落
汚濁
呪う
喧嘩
冷々
冷酷
殺戮
暗黒
残忍

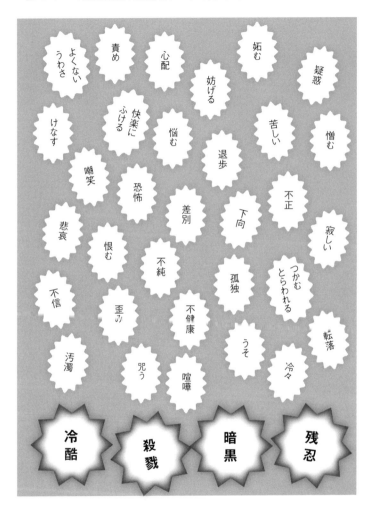

50代60代になって少しは成長できたのでしょうか。

「原因と結果の法則」に当てはめて考えてみると、私の今生の30代までの前半の人生では、自分で考えても、真面目に生活をしていなかったのに、後半になって年齢を重ねていくうちに、以前よりましな生活が営めるようになりました。

自分で言うのも可笑しいのですが、精神的にも向上しているのが自覚できるのです。これは何故かと考えた答えが、私の想像では、前世さんたちが大変苦労して努力し、また修行をしてくれたお陰で天に徳を貯蓄していてくれたからだと感じています。まさに植西聰氏の「宇宙銀行」が働いてくれたようです。

前世などと言えば違和感を覚える人もいるかもしれません。しかし後ほど説明しますが、輪廻転生やカルマが関係していると思います。ですから、「原因と結果の法則」を知ってからは、普段から注意深く思考・発言・行動をするように心がけています。「原因と結果の法則」はカルマの法則と言い換えることができます（カルマについては後述します）。この法則は、普段はなかなか気づかれていません。しかし、皆さんがこれを知って実行すれば、今のような混沌とした社会は整然としたものに変わっていくのではないかと私は考えています。

また法則に沿って生活していけば、自然の力が生活を後押ししてくれ、それこそ自然に生きていけるようになります。調和した心、安心できる心、それらが幸せを呼ぶのです。

より良い人生を送るために

地球に自浄作用が働くように、身体の中でも自浄作用は行われています。その限界を超えないようにすることです。例えば毎日暴飲暴食を続けていれば身体に負担をかけてしまいます。それで体調を崩し、病院の検査でも異常な数値が記録されるのです。限界を超えず、暴飲暴食をやめて正常な生活に戻せば、その状態に見合った時間をかけて、身体はそのうちに以前の状態に戻っていきます。

本当に大事なことなのですが、基本に沿って生きている人たちは、良い人生を送っているはずです。

健康に生きるためには自己管理をすることが大切です。しかしその前に、私たちは自分の起源、つまりどうして身体が創られたか、何故生きていられるのかというようなことを知らないまま生きて死んでいきます。ほとんどの人がそうです。「それが当たり前だからそれでいい」と言えばそれでいいのですが、起源を知ることで人生が好い方向に転換していきます。するとより良い人生を送れるようになります。

根本的な質問

皆さんは生きています。

どうして生きていられるのですか?

どうして成長できたのですか?

これらのことを考えたことがありますか?

食事をしたからだけではありませんよ。食べることも要因ですが、その食事をするという行為ができるのは何故ですか?

他の質問をします。

皆さんは身体を持っています。そして動いています。誰がこの身体を創ったのですか？

誰がこの身体を動かしているのですか？　コントロールしているのですか？

お医者さんが皆さんの身体を動かしているのですか？

クスリが動かしているのですか？

当然ですが医師でもなければ、クスリでもありません。

自分が創って、自分が脳と神経系統を使って動かしているのです。

しかし、その「自分」とは誰でしょうか？　自分の頭で考えて細胞を創ることはできません。

皆さんが普通は考えない、「何か分からない自分」が身体を創るのです。

この「何か分からない自分」が根本であり最重要なのですが、このことを説明できる人がいなかったようで、ほとんどすべての人たちがこのことに無知なのです。

私たちの肉体は、病気でないとき、すべて自然に内部でコントロールされています。しかし、病気になって病院へ行くと、医師がクスリなどで数値をコントロールします。

想像してください。皆さんが赤ちゃんだったときは、あんなに小さかった身体が、今はこんなに立派な身体になっています。

皆さんはどのようにしてこのような立派な身体を創ったのですか？　そして今でも身体を維持していますが、どうして身体を維持することができているのですか？

皆さんが〝自分で考えて〟やっているのですか？

考えてください！　答えは出ましたか？


思考したり、物を見たり、話をしたり、音を聞いたり、匂いを嗅いだり、そのような凄いことができるのは何故でしょうか？

指を動かすことだけでも凄いのに、身体を動かしたり、食べ物を噛んだり、飲み込んだり、何故、そのようにいろいろなことができるのですか？

どうして生きていられるのか、食べたものを消化して、吸収して、血となり肉となり、骨となり、必要のないものを排泄して、今現在もこの身体を維持していられるのは、誰がしているのですか？

そのような凄いことを普通にできているのは何故ですか？

この瞬間瞬間の活動を誰がしてくれているのでしょう？

皆さんが考えて、すべてのことをしているのですか？「自分で動かしている」と言う人に伺いますが、自分の身体ならば、身体全身をすべて管理して動かすことができるのではないでしょうか？

何回も同じようなことを繰り返して尋ねるのは、「考えてほしいから」です。

本当にしつこいと思われるのを承知で繰り返しますが、普段考えない「人間の基本中の基本」なので、このことを知って、意識して、心に刻み込んでほしいのです。

皆さん自身の「実体」に気づいてください

普通の人たちは、生まれてから自然に身体を動かして、何も考えないで生きていますが、身体の中では想像を絶するような際立った知能が働いています。

この知能が当たり前すぎて、また見えないものですから気づけないし、誰も凄いと思いません。

「何故・どうして」生きていられるのか、動けるのか、という根本の原理を知らないからです。

この根本の原理を西洋医学では教えていません。根本を見ないので、いわゆる「対症療法」を行うしか方法がないのです。

対症療法はモグラ叩きのようなことで、あっちを良くするとこっちが悪くなるというようなことを繰り返してしまうことも多々あります。

ここで考えてもらいたいのですが、本当に今の身体だけが、今の思考する脳が、皆さん自身なのでしょうか？

ほとんどすべての人たちは考えたことがないはずです。普通は気づかないことです。このことにも気づいてください！

実は、皆さんの身体は「皆さん自身の実体」が動かしているのです。

この本質を知るのと知らないのとでは、長い人生において大きな違いが出ると思います。

おそらく、知ることによって人生を安心して暮らせるようになるでしょう。

逆に知らないことで不安や恐怖を抱き、いろいろな情報に惑わされて暗い辛い人生にしてしまうでしょう。

そして社会全体に格差を作り不公平な状況を作り出してしまうのです。最後の方にも書きますが、それが「不公平」です。私たちの世界は不公平にできているようです。

何故不公平が起きるのかというと、皆さんはご自分の「実体」について常日頃考えていないからです。内部に意識を向けていないからです。

一般に、皆さんの意識は外部にばかり気を取られて思考・発言・行動をします。それによってさまざまな問題を抱え、不公平を作ってしまうのです。

「実体」であるところの全知全能の内在の叡智を自覚していないために、「実体」に比べれば、問題にならないほど劣る、能力のない他人に依存しすぎているのです。「実体」については、今までも多くの聖人や賢者によって伝えられているのですが、社会に広く普及していないし、なかなか教わる機会がないのが実状です。

神や仏は見たり触れたりできません。しかし、大昔から信仰の対象になっています。皆さんの中にも神社、仏閣に行くと手を合わせて敬意を表したり、祈願をしたりする人もいると思いますが、その中には信仰をしていなくてもそのような行動をとる人もいるはずです。

中には信仰している人もいますが、信仰していないのに何故手を合わせたり、礼拝をするのでしょうか？　おそらく見えないものに対して畏敬の念があるからでしょう。つまり、見えないけれども、どこかで存在を認め、敬い、恐れているのです。

同じように皆さんの「実体」も目に見えないし、触ることもできません。つまり無味無臭、無色透明、純粋無垢なのです。見ることもできないし、触ることもできない……しかし、「在る」。そして、内側からいつも助けてくれている存在。こちらは敬いこそすれ、恐れる必要は全くありません。本当の自分だからです。

ところが普通は感じることもできません。ですから、ほとんどの人たちは目に見えて、触ることもでき、匂いがあって、感覚のある現在の身体だけが「自分」だと思ってしまうのです。

神社仏閣に手を合わせてお祈りをすることも大切なのですが、常日頃心掛けて内部の実体に意識を注いでいれば、もっと有効な働きをしてくれると思います。

実体については聖者たちと違った説明の仕方になりますが、意味合いは同じです。

ちなみに、四国お遍路の人たちは「同行二人」といって、弘法大師と一緒に巡礼されると言われます。

私も「同行二人」と言わせてもらえれば、一人の身体の中に二人がいて、そのうちの一人は肉体の人間で、考えたり行動する「自我」であり、もう一人は「目に見えない実体」のことだと解釈しました。

長い人生を目に見えない実体と共に生きていくのです。

つまり、先ほどの「今の身体だけが自分ですか？」の答えは、「違う」ということです。

今考えている方の頭脳を、カイロプラクティックでは「後天的知能」と言います。生まれてから培う自分です。一般的には「自我・エゴ」。シュリー・ラマナ・マハルシ師はこれらをまとめて「私という想念」と表現しています。

このようなことは知らなくても生きていられるのですが、知った方がより良い人生を送れるようになると、私は確信しています。

私も生まれてから40年以上も知らなかったのです。西洋医学の基礎を学んでも、東洋医学をかじっても、宗教やスピリチュアルの本を読んでも、そんなことを教えているモノはないし、それで知ることができませんでした。長年生きていても分からなかったのです。

それでも、おぼろげながら、「どうして生きていられるのか」と考えたこともあったような気がしますが、ほとんど記憶にないほどです。考えても分からなかったからでしょう。深く追求することをしませんでした。

ところが、42歳のときに上部頸椎専門カイロプラクティックの賀来カイロプラクティック・スクールに入って、「カイロプラクティック　33の根本原理」という哲学を習い、この生命の根本的な事実を知らされたのでした。

このことを知ったことでいろいろなことが分かってきました。

そして、西洋医学の治療も、かなりの部分で必要がないことが分かってきたのです。

第2章

先天的知能（イネイトインテリジェンス）の凄さを知ってください

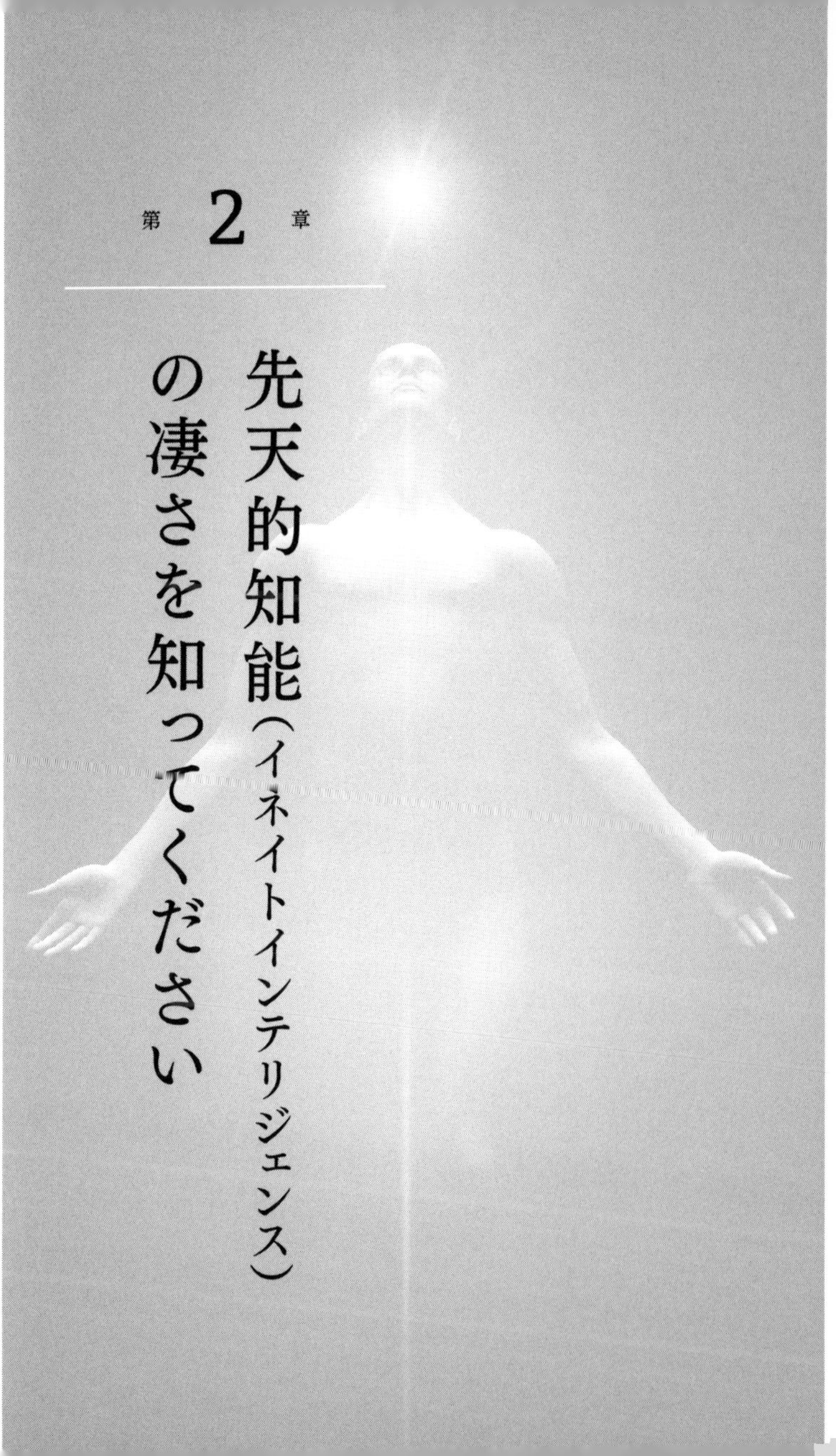

カイロプラクティック　33の根本原理

肉体を持った私たち人間は、自分の身体が思考したり、行動する原理を知らないいま死んでいきます。

思考できるのはどうしてか？　行動できるのはどうしてか？

これらのことができる一番大事な大本を私たちは知りません。

それは細胞を創って管理し維持している偉大な知能のことです。

生まれたときから肉体があり、自分が知らないうちに成長していくものですから、自分の身体の細胞のことなど考えたことがありません。

どうして物事を考えることができるのか。鼻で呼吸をし、口が動き、目で物を見て耳で音を聞き、食事をして消化・排泄、すべてできることの有り難さ、身体が動ける有り難さ……書き表せないほどの凄いことを身体が自然にしている、この凄いことをまったく当たり前に考えています。

人間の頭脳では一つの細胞も創ることができません。

その人間が創れない細胞が、成人の身体の中では約60兆個働いているそうです。

一口に60兆個と言いますが、この凄い数をすべて同時に管理している「目に見えない何者」とは何でしょうか？　私たちの知能とは次元が違う「高次元の叡智」が存在して、身体の中で働いてくれているのです。

身体の中では本当に、何という凄いことをしてくれているのでしょうか!!

先にも述べましたが、この凄い叡智はカイロプラクティックでは「イネイトインテリジェンス（先天的知能）」と命名されています。

そのイネイトインテリジェンスが脳と神経系統を創り身体を機能させているのです。

それを説明しているのが「カイロプラクティック　33の根本原理」です。以下、それを紹介します（『上部頸椎専門カイロプラクティック　哲学・科学・芸術』賀来史同著・たにぐち書店より）。

なお、「注」は私の解釈を示しています。

No．1　大前提

宇宙の叡智はすべての物質の中に存在しており、それはすべての物質に特性と活動を与え続けている。したがって、現存する物体を維持しているのである。

注：すべての物質の中には目には見えないが宇宙の叡智が働いており、それぞれの物質に特有の形を与え、活動できるようにしている。

No．2　カイロプラクティックにおける生命の意味

物質を通してのこの知能の表現は、カイロプラクティックからみた生命論である。

注：人体も宇宙の叡智が働かなければ活動できない。逆に言えば、宇宙の叡智が働いているので活動できる。それで、カイロプラクティックが役に立つ。

No．3　知能と物質の結合

生命（体）は必然的に知能と物質の結合したものである。

注：肉体は物質であってそのもの自体だけでは活動できない。その物質に知能が結びついて活動できるようになる。知能は見ることができない。人間の脳とは違う。なお、「生命（体）」の（体）は私の解釈です（以下同様）。

ちなみに、人間の脳も物質である。

No.4　生命（体）における三位一体

生命（体）は3つの必要な結合した要因、すなわち知能と力と物質を持っている。

注：生命体は見えない知能と見えない力と物質で構成される。力とは見えないエネルギーのことである。

No.5　三位一体の理想

100％の生命（体）を持つためには、100％の知能、100％の力、100％の物質を持っていなければならない。

注：完全な生命体を保つには100％の知能と、100％の力と100％の物質が要求される。

No.6　時間の原理

時間を必要としない過程はあり得ない。

注：人間界では何をするにおいても時間が必要である。例えば傷が治癒するにはその傷に見合っただけの時間を要する。

No.7　物質の中の知能の量

知能の量は、物質のいかなる量にかかわらず100%存在している。そして、それは常に物質の要求に比例している。

注：生命体の中の見えない知能の量は物質の大きさ形にかかわらず常に100%である。

No.8　知能の働き

知能の働きは、力を創造することである。

注：見えない知能は見えない力を創り出す。

No.9　知能によって創造された力の量

知能によって創造された力の量は、常に100%である。

注：知能が創り出す力の量は常に100%である。

No.10　力の働き

力の働きは知能と物質を結合することである。

注：知能によって創られた力は知能と物質を結合させる。

No.11　宇宙の力の特性

宇宙の叡智によってもたらされた力（自然の力＝宇宙の力）は、自然の法則により証明されている。すなわち、自然の力は不動であり減じ得ない。そして、修正される必要のないものであり、それが作用する組織に対して何ら気に留めないものである。

注：宇宙の叡智によって与えられた力は見えないが、自然の法則によって在ることが証明されている。それは普遍であり、変える必要がない。そしてその作用を受ける物質にとって何も気にならない。

No.12　宇宙の力の伝達妨害

宇宙の力の伝達が妨害されることがある。

注：宇宙の力でも伝達妨害されることがある。例えば、強い電磁波などによっても影響される。

No.13　物質の機能

物質の機能は、力を表現することである。

注：物質が機能することで力が働いていることが分かる。

No.14　宇宙の生命

力は物質の運動によって証明される。すなわち、あらゆる物質は運動するのである。したがって、あらゆる物質の中には宇宙の生命が存在するのである。

注：物質が運動することで力を証明する。すべての物質は運動する。それゆえ、すべての物質の中には宇宙の叡智が存在している。

No.15　力の効果なしには運動しない

物質は知能による適用がなければ活動できない。

注：力が働かなければ物質は運動できない。

No.16　有機物と無機物の中の知能

宇宙の叡智は有機物と無機物の双方に力を与える。

注：宇宙の叡智は有機物と無機物の両方に力を与えている。

No.17　原因と結果

すべての結果には原因があり、すべての原因には結果がある。

注：すべての事象には原因があり、その事象には結果が伴う。つまり偶然というこ

とはない。

No.18　生命の証し

生きているということは、生命に宿る知能の明証である。

注：知能が働くことで生きていられる。

No.19　物質の組織化

生命体の実質は組織化された物質である。

注：生命体は物質が組織化されたものである。

No.20　先天的知能

生命体は、その体内に生まれながらにしての知能（生得の叡智）を持っており、これを先天的知能という。

注：生命体は生まれながらに知能があり、名付けて先天的知能という。

No.21　先天的知能の使命

先天的知能の使命は、活動的な組織からなる生命体を創り上げている実質の維持をすることである。

注：先天的知能の使命は、その生命体を構成している物質を維持することである。

No．22　先天的知能の量

すべての生命体には、その組織に比例した必要量の100％の先天的知能がある。

注：先天的知能は減りも増えもしない。あらゆる生命体に応じて必要な100％の量を保つ。

No．23　先天的知能の役目

先天的知能の働きは、身体のすべての部分が共通の利益のために同等の活動をするように、すなわち全体の調和を保つために宇宙の力と物質とを適合することである。

注：先天的知能は身体のすべての部分が共通の利益を得るために同等の働きをさせる。すなわち、全体が正常に働くために宇宙の力と物質とを適合させる。

No．24　適合の限界

先天的知能は宇宙（自然）の法則に背くことなく、できる限り物質と力を適合させる。また、先天的知能は物質の限界により制限される。

注：先天的知能は自然の法則に背くことなく、できる限り物質と力を適合させる。

また、先天的知能は物質の限界が起きると制限される。

No. 25　イネイト・フォース（先天的力）の特性

イネイト・フォースは、それが働く組織を決して傷つけたり破壊したりはしない。

＊先天的力、先天的治癒力、自然治癒力は先天的知能によって創造される。

注：先天的な力はそれが働く組織を絶対に傷つけたり、破壊したりはしない。見えない力は、生命エネルギー、イネイト・フォース、イネイト・インパルスとも言う。

No. 26　宇宙（自然）の力とイネイト・フォースの比較

宇宙運営のためのサイクルを保ち続けてゆくには、生命の組織化された物質に関して宇宙の力は破壊的でイネイト・フォースは建設的である。

注：ユニバーサルインテリジェンスは宇宙を保つために、宇宙の力は生命体に対して破壊的に働きイネイトの力は建設的に働く。

No. 27　先天的知能の正常性

先天的知能は常に正常で、その働きも常に正常である。

注：先天的知能は完全で、その働きも完全である。

No.28　イネイト・フォースの伝達

イネイト・フォースは、動物においては身体の神経系統を通して作用する。

注：生命エネルギーは動物においては身体の神経系統を通して働く。

No.29　先天的治癒力の伝達妨害

先天的治癒力の伝達が妨害されることがある。

注：自然治癒力の伝達が妨害されることがある。生命エネルギーは自然治癒力を含む。

No.30　Dis－ease の原因

Dis-ease を作り出している不調和の原因は、先天的治癒力の伝達妨害である。

注：身体の不調の原因は自然治癒力の伝達妨害である。

Dis-ease は Disease ではない。病気だけではないことを示す。

No.31　サブラクセイション

体内での先天的治癒力の伝達妨害は、常に直接、あるいは間接的に脊柱のサブラクセイションによるものである。

注：身体の中の自然治癒力の妨害は常に直接的、間接的に脊柱の神経圧迫による。

No.32　調整の原理

調整は、身体のあらゆる部分がその役目と目的を果たすために調和させる行動をとるという原理である。

注：身体の中ではあらゆる部分がそれぞれの役目を果たし、過不足なく働くという根本法則がある。

No.33　需要と供給の法則

需要と供給の法則は、理想の状態にある身体の中に存在し、そのとき脳は、例えば〝手形交換所〟であり、先天的知能は有徳の〝銀行家〟であるし、脳細胞は〝行員〟であり、神経細胞は〝使者〟である。

注：理想の状態の身体の中にも需要と供給の法則があり、そのとき脳は例えて言えば手形交換所であり、先天的知能は有徳の銀行家であり、脳細胞は行員であり、神経細胞は使者である。それぞれがその役目を正常に果たすことで身体は正常

に機能する。

上部頸椎専門カイロプラクティックは、以上の哲学を中心観念として実行されます。特にNo.20からNo.27にかけて先天的知能についての説明が見られます。先天的知能については、次章以降でも述べます。

私は、来院される方には必ず上部頸椎専門カイロプラクティックの説明をしますが、多くの患者さんたちは一回聞いただけでは理解できないようです。

私のところでは、家庭に一冊、私の著書の『病気を治すために知ってほしい大切なこと』を差し上げています。その中に「なぜ上部頸椎一か所の調整で身体が改善されるのか」という理由も説明しています。それでも西洋医学に洗脳されている人たちにはなかなか理解できないようです。

どうしたら患者さんたちは気づいてくれるのだろうか?

何で分かってもらえないのだろう？

分かる人が少ないのは何故なのか？

どれだけ説明すれば分かってもらえるのだろう？

この施術を受けて身体が改善されたにもかかわらず、相変わらず西洋医学依存症から は解放されない。

「自分の身体は自分で治す」ことを理解しようとしないのは何故なのか？

こんなつぶやきが、今書いている文章の動機になっています。

第3章 生命エネルギーとイネイト

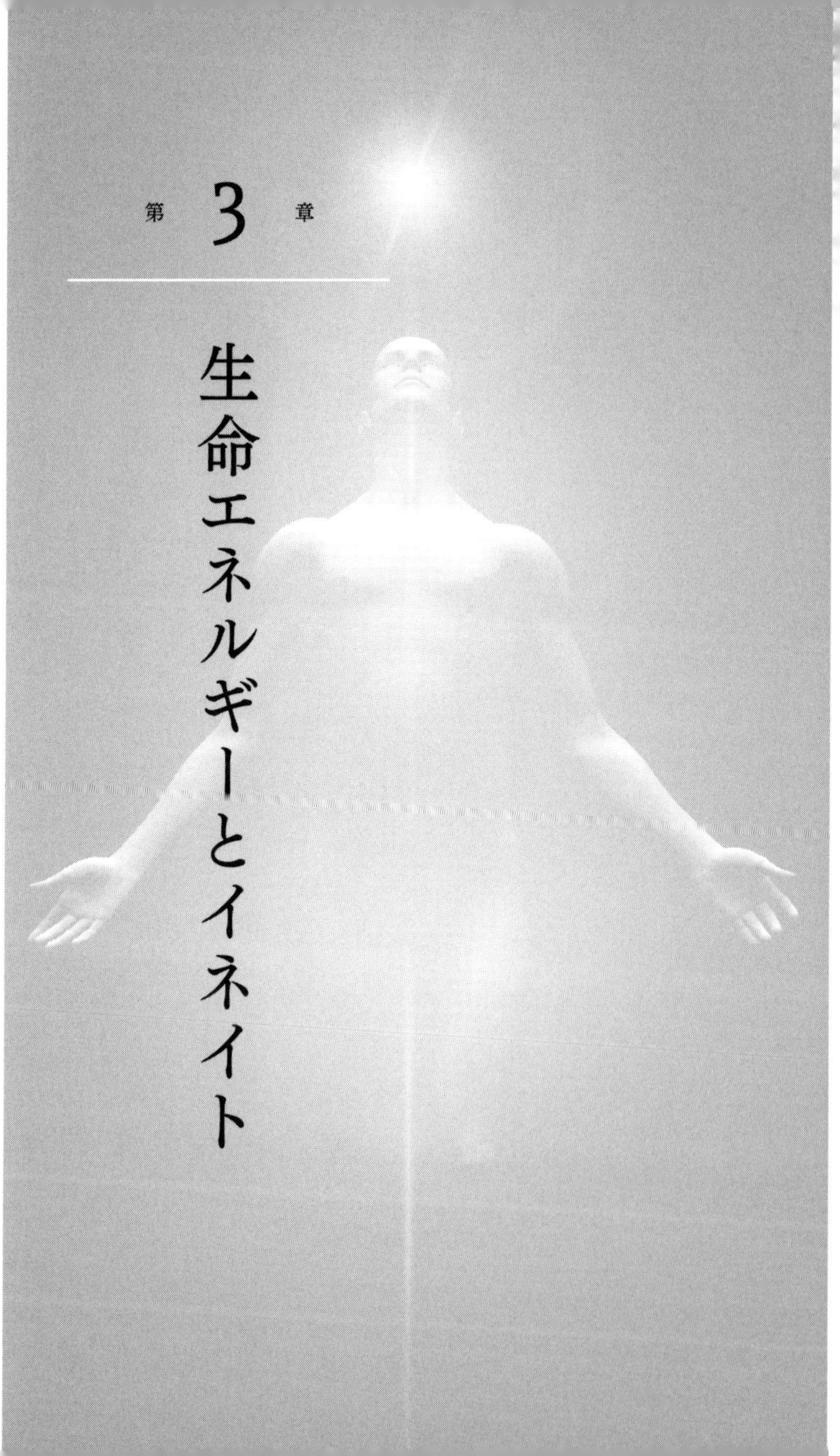

生命エネルギーを創る元＝最重要なイネイト　真実の自分とは?

ほとんどすべての人たちは、生きているために必要な生命エネルギーなどというモノを普段は気にかけずに、当たり前に生きています。ですが、その気にもしない「生命エネルギー」が本当は大変重要なのです。

生命エネルギーはただ漠然とあるのではありません。

宇宙にはエネルギーが満ちています。

その宇宙のエネルギーを伝達する中継所というか、電気でいえば変電所にあたるようなモノがあります。ここまで読んでこられた方ならお分かりかと思いますが、その生命エネルギーを創る元がイネイトインテリジェンス（先天的知能）です（普段、私たちは「イネイト」と言っています。以下、「イネイト」と表記します）。

イネイト！　それは生命エネルギーを創る元ですから、最重要ということです。そして実は「目に見えない本当の自分」、つまり「実体」のことです（このことは、第

1章で少し触れました）。

普通の人たちは気がついていない、真実の自分、真実の実体です。

「真実の自分」ですから絶対に肉体の自分を傷つけるようなことはしません。愛そのものなのです。

ちなみに、インドの聖者、シュリー・ラマナ・マハルシ師は「真我」と言われています。ただし、真我は「ユニバーサル・インテリジェンス」の方に近いと思います。宇宙全体の大本に当たります。イネイトは生命体の中で働きます。イネイトとはニュアンスが違いますが、実体であることは同じです。

イネイトは精子と卵子が合体したときに宿ります。そして、母親の母体を借りて私たちの身体の細胞を創りながら身体を成長させます。

私たちの身体は生まれる準備ができたところでこの世に出て来るのです。

生まれてからは、イネイトが脳で宇宙のエネルギーを生命エネルギーに変換して製造します。イネイトによって創られた生命エネルギーは常に100％あります。減ることも増えることもありません。

イネイトは、製造した生命エネルギーを神経系統を通して全身に供給しながら、成人で約60兆個と言われるほどの細胞を創り上げていくのです。

細胞の大きさは5ミクロンから30ミクロンだそうです。肉眼では見えないほどの大きさです。その中にDNA、ミトコンドリア、ライソゾーム、ゴルジ体、その他の多くの器官が働いています。人間は細胞を創ることができません。一個も創れないのです。ここを理解してください。

これだけを考えても、イネイトが想像を絶するほど凄いことをしていることが分かります。

皆さんの身体は、「イネイトが創り上げて、その創り上げたイネイト自身の身体を、死ぬまでイネイトが細胞を創り替えながら、壊れたところを修復したりして維持している」。

第1章で挙げた質問の答えはこれです。

イネイトは身体の中で想像もできないことを実行しているのです。

皆さんの身体は、実は「イネイトが支配している、イネイトの身体」です。

皆さんの頭脳ではないし、もちろんお医者さんのものではない！

皆さんのイネイトは、どれほど素晴らしい才能のある頭の良い人よりも優れているのです！　凄いのです！

皆さんの頭脳が凄いのではありません。

とにかく、皆さんの内在の叡智であるイネイトが凄いのです。

私たち肉体人間の頭脳とは「次元」が異なり、全知全能なのです。

皆さんの身体の中には全知全能のイネイトが働いてくれています。もっともっと自分自身を信頼してください。

イネイト＝内在する自然治癒力に任せる！

どのような優れた人でも細胞を創れません。人間の知能はイネイトから見れば、どんなに頭の良い人でも悪い人でも、五十歩百歩、すなわちドングリの背比べでしかありません。イネイトと比較すれば雲泥の差。月とスッポン、それ以上に違います。今こうして考えている脳も、イネイトによって創られたものなのです。

私たちは、自分自身の中に次元の違う凄い叡智が内在しているということを実感するべきだと、つくづく思います。

イネイトに気づけば、イネイトに身体のことを任せるようになります。ですから、私はイネイトに任せるようにしています。この肉体は、生まれてから死ぬまで身体を創って管理し、維持しているイネイトが治します。これを自然治癒力というのです。つまりこの〝自然治癒力〟と言われるモノに任せるのです。

ところで一般に自然治癒力と一言で言いますが、実は、そのように言っている人たちがどこまで自然治癒力を理解しているのか分かりません。そして、自然治癒力をどのようにして判断しているのでしょうか？

傷を治したり、風邪を治すことだけが自然治癒力ではありません。実は命を託すほどの凄い力が働いているのです。その凄い力に委ねるのです。

それがベストだと私は考えています。

イネイトを確信できれば、身体に対する不安はなくなります。

B・J・パーマー博士は『カイロプラクティック　哲学・科学・芸術（賀来史同監訳、十菱麟訳・エンタプライズ）』の中で、「『神の国は汝らの内にあり』」と言われています。「たしかに、そのとおりです。先天的知能こそは、かの偉大な『われはありてあるものなり』です。イネイト（内在の英知）こそ、ありとあらゆるものの内的本源であります」と言っています。

私たちの身体の中には「神」が働いているのです。外部の神ではなく、常に離れることなく死ぬまで身体を護ってくれている「内部の神」です。

大多数の人たちは、自分の身体が内在の叡智であるイネイトのモノだと聞けば混乱するか、「何を言っているのだ」と思うでしょう。実は、そのように思うことができる頭脳もイネイトが創ったものです。

冷静に考えてください。

繰り返しますが、あなたの頭脳では人間の細胞を創れません。細胞一つでさえも創れないのです。

イネイトは、あなたの身体を創り上げ、生命エネルギーを死ぬまで100％創り続けます。それは増えることも減ることもありません。

イネイトは、創り替える必要のある全身の細胞を創り替え（新陳代謝）ながら、生命エネルギーを脳から神経系統を通じて全身の細胞に供給し、身体を機能させているのです。

また、人間が意識的に身体を動かせるようにしてくれています。しかも、傷害を受けたすべての細胞、組織、器官を修復してくれるのです。

西洋医学では、例えば、打撲を受けた患部を「炎症」といって、消炎鎮痛剤を使いますが、炎症は患部を治癒させる単なる過程です。生命エネルギーを正常に伝達させて自然にしていれば、肉体の限界を超えていなければ、時間とともに炎症も自然治癒していきます。

身体のすべての活動を可能にさせているのは生命エネルギーです。それによって私たちは考えることができ、見たり、聞いたり、話したり、感じたり、身体を動かすこともできます。また、病気を治癒させたり、身体の修復もしてくれているのです。

つまり、逆に言えば、脳からの生命エネルギーが神経系統を通して流れなければ、どんなに努力しても何もできません。

神経系統に問題が起きれば、いかに偉い学者や科（化）学者、医学者であろうと、他人の指どころか、自分の指一本でさえも動かすことはできないのです。

ほとんどの人は、この基本であり重大な事実に気づかずに生活しています。

どんなに立派な素晴らしい物を発見したり、作ったりできても、それができることを可能にしているのは、イネイトの生命エネルギーが身体を流れるからなのです。

再度、B・J・パーマー博士の言葉を引用しましょう。「人間が自分で思っていると思っているあらゆる考えは、イネイト（先天的知能）から大ざっぱに盗み出したものです」。

「イネイトは知識と力の座であるばかりではなく、無尽蔵の富の宝庫であることを忘れないようにしてください」。

般若心経でも、「色即是空、空即是色」、つまり現象界は固定的実体がなく空であり、逆に固定的実体はないが、空であることで万物を包括している、と言っています。

このことを肉体に当てはめると、目に見える肉体は固定的実体ではなく、目に見えないイネイトがすべてを包括している、と言えるのです。

この一番大事な大本の基本を考えず、多くの人は「自分で何でもできる」と思い込んでいます。知識のある人たち、勉強をした人たち、そして特に唯物主義者たちはこの思いが強いのではないでしょうか？

あなたがどんなに反論しても、その反論する力を生み出す原点は「イネイトであり、生命エネルギー」です。これなくしては、考えるどころか生きることもできません。

「何でもできる」と思っている人たちも、このことをよく考えてみてください。

イネイトの身体はイネイトが治す

基本に返って考えれば分かりますが、この生命エネルギーが正常に全身に流れていれば、身体は正常に機能できます。しかし、神経伝達の妨害が起きると、その神経支配の領域の機能が低下し、症状が発生するのです。

神経伝達の妨害が自律神経に影響すれば、その支配領域に症状が出ます。先ほども述べましたが、例えば、心臓を動かしている神経に妨害が起きれば、心臓の機能が落ちます。肺、腎臓、胃、腸など、どこでも生命エネルギーが正常に伝達されなければ、その部位の機能が低下します。

また、体幹や四肢の神経伝達も、妨害されたその部位に影響が出るのです。例えば、痛みであったり、しびれであったり、ひどく妨害されれば機能が麻痺してしまうのです。

極端な例では、事故で脊髄損傷を起こしてしまえば、程度の差はありますが、その下部組織は麻痺して機能不全に陥ってしまいます。

西洋医学では、それぞれに病名をつけますが、上部頸椎専門カイロプラクティックでは、病名、病気、症状にとらわれることなく、生命エネルギーの伝達妨害の原因だけをアジャストメントして、生命エネルギーを正常に伝達できるようにしていきます。そして、伝達妨害がなくなるところから、イネイトの身体はイネイト自らが治していくのです。

寿命があれば、あるいは肉体の限界を超えていなければ、再三強調しますが、イネイトは時間をかけて自然に身体を修復するのです。

上部頸椎専門カイロプラクターは人の身体を「治してあげる」ことはできません。上部頸椎のサブラクセイション（神経伝達妨害）を取り除くことだけしかできないのです。

「自分の身体は自分が治す」。このことをしっかりとつかんでください。

第4章

病院で病気を治せるのか？

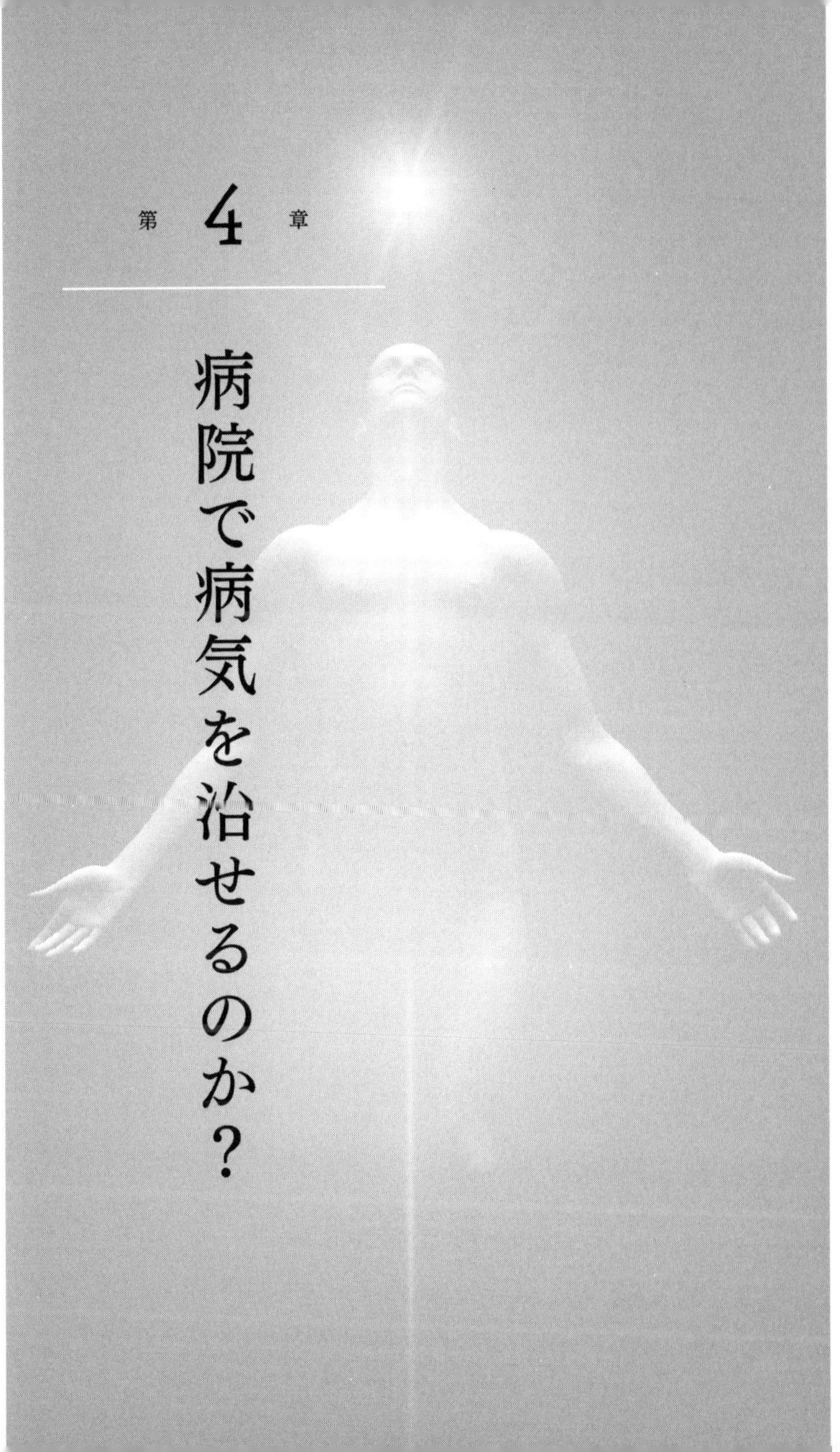

病院に行くより、自分の生活を見直す

病院で病気を治せるのか？　このことを真剣に考えてください。

特に長年の間、病院へ通って病気の治療を受けていても、病気が治らない人たちは考えてみてはいかがですか？

「医療の9割は必要ない」と言われる先生方もいます。必要な1割とは救急や手術などの命に関わるものだそうです。確かにそれは必要です。

しかし、特殊な例は除いて、一般的な慢性病などで10年も20年もクスリを飲み続け、「慢性病だからしょうがない」などと言っている人たちがいます。

本当にそれでいいのでしょうか？

そのように思っている人たちは何かが欠けているかもしれません。もしかしたら、自分に甘すぎるかもしれません。まずは自分の生活を見直すことから始めてみてはいかがでしょうか？

どこかに改めなければいけないところがあるはずです。

自己管理のところでも述べますが、例えば、規則正しく生活をしているか？

食事はよく噛んでいるか？

食材はバランス良く摂れているか？

適度な運動をしているか？

暴飲暴食をしていないか？

甘いもの（砂糖類）を摂りすぎていないか？

漢方も含めて、クスリを飲みすぎていないか？　その副作用は出ていないか？

サプリメントはどうか？　サプリメントにも副作用があるということです。

三好基晴著『薬の常識はウソだらけ』（廣済堂出版）にも、サプリは薬剤であり、サプリメントにも副作用があるということが書かれています。

特別なことをしなくても、日常の営みが身体を健康に保つ秘訣です。

病院で慢性病は治せない

ところで、皆さんは病院や医師に対して過大評価をしていませんか？クスリを飲み続けているということは、皆さんの病気をクスリが治せないということの証明になりませんか？　そう思いませんか？

病気が治ればクスリは要りません。

つまり病院ではほとんどの病気、特に慢性病は治せないと言えるのです。そうではないですか？

『だから、医者は病気を治せない』内藤政人著（土日社）によると、この医師も、「これは事実である。いまだに大部分の慢性疾患を前にして、医者は無力であることが多い」とハッキリ書いています。

世界的にこのことが理解されていないようです。

先ほども紹介しましたが、多くの医師の方々が「慢性病はクスリでは治せない」、そのようなことを執筆されています。

中には、西洋医学が危険であると書かれている本もありますが、そのような本を読まれても、多くの皆さんはご自分の身体に対しての自信がないので、〝そうかな⁉〟と思っても、何かあれば病院を頼ってしまいます。

つまり、ご自分の「本体・実体」を知らないからなのです。

クスリは毒！　らしい

クスリは毒だということです。

内海聡医師の書かれた『「断薬」のススメ』（ベストセラーズ）の表紙に、「すべての薬は毒である！」とはっきり書かれています。他にも多くの医師の方々が毒だというこ とを言われています。そのように指摘されても製造している側から反論が出ないし、また裁判沙汰になることもありません。

皆さん、毒だということを知っていましたか？　クスリを飲んでいる人たちは毎日毒を飲んでいることになるのですよ！　それも、病気を治癒させることができないクスリで、です。本当にそれでいいのですか？

クスリをやめられない人たちは、何が不安でやめられないのでしょうか？

私は、「毒」だと言われているクスリを飲む方が不安になります。「毒」だという先生方は少数ですが、私は少数であれ何であれ、こちらを選択します。皆さんが「毒」を飲むということが何とも不思議です。

人間の身体の構造は昔も今もほとんど同じですが、昔は西洋医学もなく、一般の庶民は病気になっても病院にも行けず、医者にもかかれず、それでも生き延びてきました。

現代は、病院と医師が生活環境のすぐ近くにあるので、少し体調が悪くなるとすぐに病院を訪れて受診をしますが、皆さんが信頼しているほど、本当に病院や医師が皆さんの身体を健康にしてくれているのでしょうか？

私の患者さんたちの話を聞いても、例えば腰痛に対して、レントゲンやＣＴやＭＲ

Iなどで視覚的に見てはくれますが、見てくれてもそこを治してはくれないようです。

よほど悪ければ手術をしてくれますが、一般的にしてくれることは、クスリを出す、湿布をくれる、注射をしてくれるということです。牽引をしてくれたり、リハビリなどもしてくれますが、根本的な治療にはならないようです。

痛みでもしびれでも脳が知覚するのです。クスリや湿布そしてブロック注射などは、単に脳の知覚する痛みを抑えることしかしていません。そのクスリや湿布が患部を治療するのではないのです。

「コロナ禍」とは、いったい何だったのか？

ところで、前回の本で私の体験した、食中毒とひどい帯状疱疹でも病院へも行かずクスリも使わなかったということを書いたのですが、今回の3年以上続いたコロナ騒動（?）でも、ワクチンを受けないですごしました。仕事で多くの患者さんと接触するのですが何の問題もありませんでした。

厚労省や医師会、マスコミなどではワクチン接種を勧めるのですが、私が受けない選択をしたのは、もともと風邪でもインフルエンザでもクスリに頼らず、ワクチンも受けなかったのと、テレビなどの報道に違和感があったからです。

またコロナの種類（ウイルスの株）が変化したのに、変化した株に以前と同じワクチンを打つということがあったことも疑問でした。内海聡医師や故近藤誠医師や他の先生方（少数派）の本や記事などのアドバイスを受け入れて、コロナウイルスよりワクチン接種の方が身体に悪いと思えたこと、そして何よりも自然治癒力を信じていたからです。

社会は二極化してきているようですが、多数派が必ずしも正しいとは言えないと思うのです。人の意見に惑わされないで自分でしっかり判断することを望みます。

患者さんの中にもワクチンを打たないという人たちもいます。逆に何回も打っているのにコロナにかかる人たちもいます。初めの頃の説明では、「コロナに感染しないために打つ」ということでしたが、いつの間にか「重症にならないために打つ」に変わっています。

少数派の医師たちは警告してくれています。それが正しいか間違っているか、そういうポイントを確認することが必要と思われます。

表には出ないのですが、ワクチンの副作用で苦しんでいる人たちも少なからずいるようです。皆さんが副作用で苦しまないことを願います。

身体の「根幹」を診る上部頸椎専門カイロプラクティック

話がそれましたが、誰が身体を支配しているのか？　これを知ることは、本当に大切な基本なのです。

西洋医学でも他の治療法でも、一番大事な基本となる根幹が抜けています。根幹を診ないで末梢の結果に対して手を施す。それはいわゆる対症療法ということです。

数値でも細胞の変化でも、臓器の状態でも何でも、結果に対して治療がなされます。

しかし原因に対してではないので、そのときによって状況が変わります。ですから、治療をして良い状態になっても、それは一時的であって、再び良くない状態に戻ってしまうのです。

カイロプラクティックの根幹となる哲学を徹底して遵守し、追究しているのが日本上部頸椎カイロプラクティック協会（ＪＳＣＡ）です。

先にも述べましたが、私たちが動けるのは脳と神経系統があるからです。これらによって第1章で質問したすべてのことができるのです。「なんだ、そんなことか」と知ったかぶりをする人もいると思います。しかし、よく考えてください！

死んだばかりの人にも、脳と神経系統は身体の中に残っています。では、死んだ人は何故何もできなくなってしまうのですか？　どうしてでしょうか？

つまり、脳と神経系統だけでは身体は動けないのです。

電気器具が動くのは何故ですか？　器具と電線だけでは動きません。そうです。電気エネルギーが電線を流れて器具を動かすのです。ここも重要なポイントの一つです。

私たちの身体が動くのは、生きている間は生命エネルギーが脳と神経系統を通して全身に流れているからです。

電気の流れが妨害されれば電気器具に不具合が出ます。身体も同じです。生命エネルギーの流れに伝達妨害が起これば、その部分の器官などが不具合を起こします。例えば、心臓に行く生命エネルギーが低下すれば心臓に異常が起きるのです。

第5章

自分の身体をイネイトが治した患者さんたちの体験談

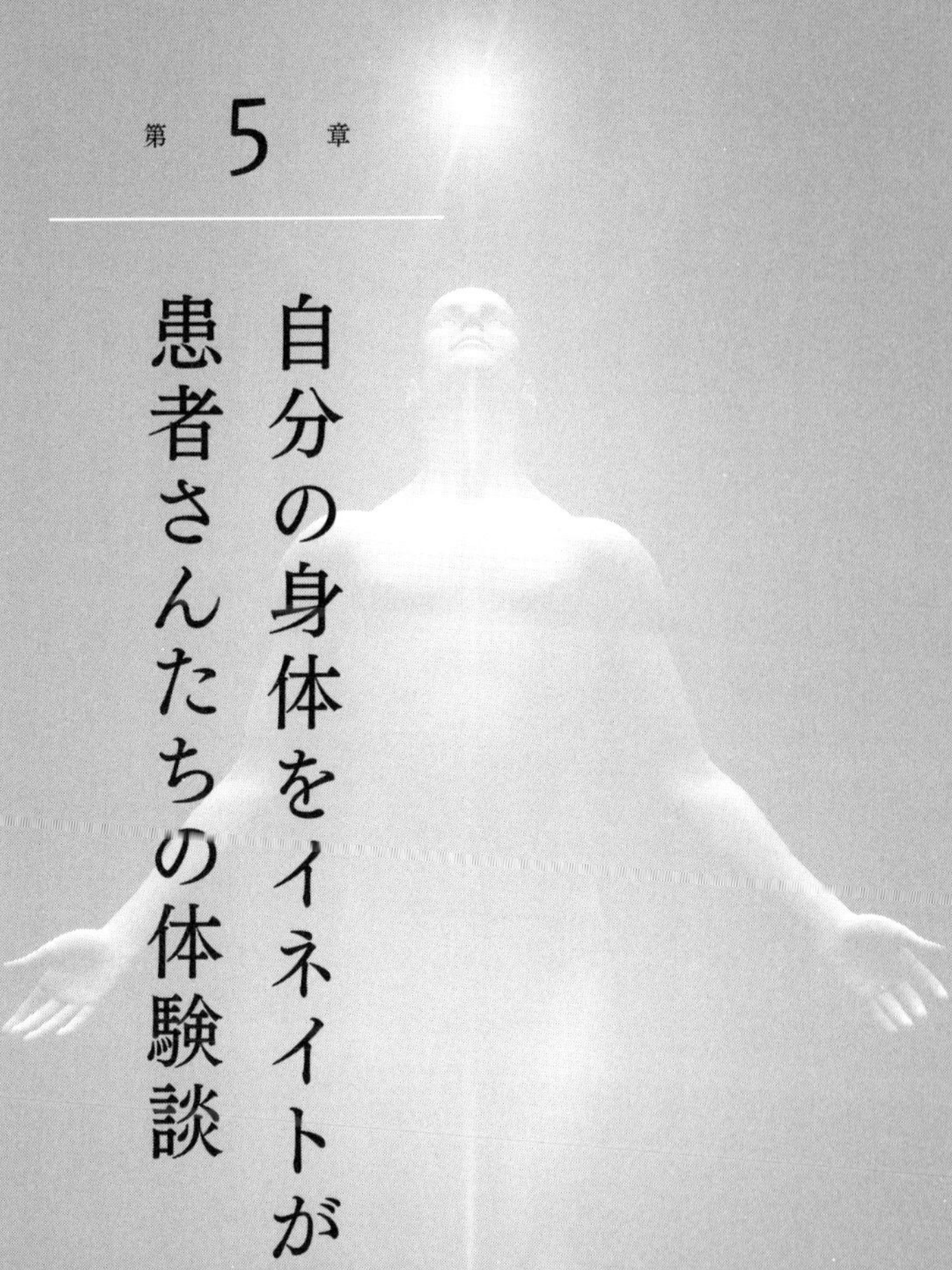

お陰さまで一冊の本が作れるくらい体験談を書いていただいているのですが、そのうちの何例かを掲載させていただきます。この場で体験談を書いてくださった方々に感謝申し上げます。

ちなみに、体験談の中に「治療」や「診察」などと書かれていますが、本来カイロプラクティックは診断や治療をしません。が、原文をそのまま掲載しました。

「主人の〝本当の姿〟がアジャストによって蘇りました」

秦野市　I・Yさん
50代　女性

朝、きのう髙橋先生からお借りしてきた体験ノートをゆっくり全部読ませていただき感動です。やはりこんなにもこのお陰を蒙って喜んで生きていらっしゃる方があるのだ。本当だ。私は昨年11月、初めてこのアジャストを受けて5か月になりますが、すでに人々にこれを言い伝え始め、先ず聞いて受けてくれたのは主人でした。

主人はどこも痛くも苦しくもなく、正常だと自信たっぷりの60年の人生を生きてきて昨年12月定年退職をして家に居る人です。

時間もできた近頃、チャンスです。私は、もともと主人の猫背と、会社での毎年の定期検診で時々ひっかかる胃・十二指腸潰瘍、不整脈などから、本人は「自覚症状がない」と言っても、普通ではないと見ていましたので、カイロの検診をすすめてみました。

今年3月15日に第一回目のアジャストメントを受け、やはり子供の時、木から落ちたり、お寺のランカンから落ちたりしたことなどがあったので、ズレがありました。それから主人は私の言うことを本気で信じるようになったようです。

5日目くらいに、ものすごい肩こりが襲い、食欲不振、声がよく出ないほど元気がなくなり「こんなこと、たまらない」と、まるで病人のようになりました。それから咳と、寝汗が一週間くらい続きました。何十年の猫背がピンとなってきて、前に丸くしていると苦しいと言い出しました。

「これが本当の姿なのだ」と私は思いました。

背中をピンとして真直ぐ前向きでテレビを見ている主人の姿を後ろから見て、私は吹き出してしまいました。

「こんなにも変わるものだ」と。

「世の中の老若男女すべての方々に告ぐ!!　本来の完全なる体になることこそ人間のしあわせの基本だ」と。

今、主人は顔色もよく、異常に脹らんで出ていたお腹も引っ込み、元気そのもの、ツヤツヤと若返り、35年間の結婚生活で積み重なった家の雑事の処理に日々勤しんでいます。

上部頸椎専門カイロプラクティックとの出逢いは、本当に命拾いをしたような思いで感謝と喜びと驚きでいっぱいです（病院からこっそり出ているお薬はやめていますが、快調。血圧も正常だと言っています）。


今、私は生きています。見ようとしています。聞こうとしています。語ろうとしています。歩こうとしています。食べようとしています。動こうとしています。

何故でしょうか？　当たり前のことです。

ところが、私は60年来この方、これが自然にできなかったのです。全部、無理矢理自分で仕向けて努力し、笑えないのに顔に笑みを浮かべて、つくろっていたのです。人が生きているように、私も生きなくてはいけないと、必死になって頑張ってきたのです。

何故、人は何事もなく、あたりまえに、平気で生きているのでしょうか。

首が充分つながっていたからなのでした。

首が正常につながっていたからなのでした。

脳と身体との連絡が妨害されていなかったからでした。

身体のどこかがおかしい、具合が悪い、治療してもまた出てくる。悪くなる、治ったような、治らないような、根治しない。変だ、これは体質だ。と思われる方があったら首を疑ってみてください。

脳は本来「完全」です。巧妙にできています。どんな小さな身体からの情報も連絡があればキャッチし、それに相応し、指令が出されて応答し、処理してしまいます。

ところが、どんなわずかな妨害でも、連絡口なる首に起きると、それは正常に連絡されなくなり、受信と発信の関係は乱れを生じます。

ここに病気が起こるのです。脳は完全でも、伝達が不完全になるからです。

人間は、皆同じ脳細胞数（４００億とかも言われていますが）をもって生まれて来ると言いますから、全身との交流関係が正常であれば１００％の能力、威力を発揮するはずです。

この時、人間はしあわせだと言えるでしょう。器官が正しい状態で、すべての感覚が働いているからです。

それは、宇宙構造と動きと働きとに同調しているために、安定した状態だからです。

もし、どこかに異常を感じた場合は、いち早く脳に伝えられて、正常に戻そうと働き出し、解決します。常にこれが繰り返されていることが生きているということのようです。

その限界を超えた状態が起きた時が死ということらしいです。

脳は生きている限り、年齢に関係なく、常にこの作用をくり返し、眠っている時も、目覚めている時も、働き続けているのです。

この凄い仕組みは誰がつくったのでしょうか。

宇宙をつくったのと同じ偉大な方が、母親の胎内を用いて知らないまにつくってしまっているのです。

はじめから在ったこの偉大なエネルギーに私は感動し、敬服し、讃美し、信頼し、全き服従をするほかありません。

私は小さい頃から、具合がどこか悪く、生きるのが大変で、いつも苦しんで、頑張って、努力して生きてきた者です。

昨年11月に、ここの高橋先生に出逢うことができ、命拾いをした者です。

治ったような治らないような、身体全体に及ぶ長年の諸症状が、アジャストメントにより正しい状態に頸椎が戻され、妨害が除去され、自然治癒力の働きで、治り切らなかった症状がさまざまな出方をもって出つくしたような感じの7か月が今すぎました。

脳と身体との連絡が開通し正常に働き出すと、脳は全身のあらゆる悪いところの治療にかかります。

全身は大忙し、大さわぎです。

脳は、あまりにも多い、全身の各部位からの情報が殺到して入って来るのを、てんてこまいで処理にかかります。刺激がありすぎて、びっくり仰天、てんやわんやの大混乱です。

にわかに全身は活気を帯びて、目覚め、修復作業の大工事が始まります。寝込んでしまったり、驚くほどの仕事をやってのけてしまったり。生活にもいろいろ変化が現れます。

なるがままに、在るがままに、ドタバタの7か月がすぎた今、変化を続けながら、本来の完全な、在るべき状態の身体にしていこうと、脳は働き続けることでしょう。

これから、どんな私がつくられていくのか、楽しみで、見ものだと思っています（3年前、脳神経外科で「これをずっと飲んでいないと、あなたは死にますヨ」と、7種類もの薬を出されていましたが、2年前から飲まずに生きています。このアジャストメントを受ける時には死にそうでしたが、今は頭がすっきりしてきて、全く元気になってきています）。

「多くの同じ悩みで苦しんでいる人に紹介してあげたい」

横須賀市　S・Yさん
50代　女性

私は横須賀に住む43歳の主婦です。家族は長男23歳、次男20歳、長女19歳、次女8歳の4人の子供に恵まれ、主人の母84歳を含む7人家族です。

平成4年9月から内職をしていました。内容は簡単でしたが、同じ姿勢で行うため、1か月近くなって徐々に右腕が重くなり、仕事が思うように進まなくなって、近くの整骨院にみてもらいに行きました。

(治療方法) けん引、両肩にキュウバン4個を当て（前2個、後2個)、ダルヤル4で電気マッサージ。肩付根はハンド電気マッサージ。

(処置) 首に湿布。厚紙で固定して包帯。

(病名) 頸椎が原因。

(期間) 1週間ほど。

(結果) 手の指先にしびれ、右肘の痛み、右肩の痛み、右後に首を曲げると、手先まで電流が伝わるため、先生に相談して大きな病院で検査することにする。

平成4年11月10日、レントゲンには異常は写りませんでした。先生に、頭が重くて、首を右後に動かすと手先まで電流が伝わること、右腕にも異常があり、夜眠れないことを伝えると注射をしてくれました。看護婦さんより、この注射は始めてですか？と聞かれ、後遺症を知っていますか？　と聞かれました。先生は、もう通う必要はないですと言われました。帰る頃痛みは遠のき楽になってきました。

しかし数日してもどうも良くならない症状を話していると、近所の人が専門の先生がいることを教えてくださったので同じ病院に、ふたたび行きました。

頸椎の専門の先生に会って症状を話すと、頸椎が原因ですと言われ、首にワッパをして薬を出してくれました（ワッパは寝る時だけとるように指示）。

（治療方法）2週間に一度診察。その時、薬2週間分1日3回3種類。

（特別な薬）平成4年11月25日から10日間、「オレンジ色のよく効く薬だから」と言われ飲む↓先生より安静にしてテレビでも見ながら寝るように言われた。

(処置) 手を開いたり閉じたり、足の関節を木づちでたたく、首を動かす。

(病名) 頸椎症。

(結果) 強い薬を飲んでから寝る生活が多くなりました。

少しの段差にも足がつまずき、歩くのも思うように進まないだけでなく、右半身が思うように動かなくなりました。字は書けない。計算などむずかしいことを考える気力もなく、外出をいやがり、家の中で、うつ病的なつらいつらい生活をしました。

脊髄に土管《どかん》が入っているような寒気を感じ、ホカロンを肌に貼って寝て、ヤケドしても気づかないほどでした。足にはいつも重石がついているようで歩きにくい。少しでも冷たいものにふれると手先から足先まで冷たくなり、顔は真っ青で血の気がない。外出時には、ホカロンで体を暖め、体を冷やさないようにするなどを心掛けました。
＊元気な時の私は地域の役を複数受け、家の中にいる時間が少なかったし、のんびりするのができない性格でした。私を支えてくれた家族に励まされての毎日でした。
平成5年2月18日ＭＲＩ検査受ける。

待合室で読んだ大学ノートを見て、自分だけでなく、同じ症状で苦しんでいる人がたくさんいることを知った。

私も記録のつもりで書きました。

（結果）頸椎症。右肘外側上顆炎。右肩関節周囲炎。


平成5年4月14日、リハビリ始まる。

（治療方法）2週間に一度診察。その時、薬（4月20日より）1日3回2種類。

リハビリ……けん引、肩の暖め（30日間）。

（結果）初めてリハビリを受けた夜、手足が2倍くらい大きくなったような気がして目をさましました。ほとんど体を動かしていなかったため、「リハビリを始めたのが早かったのでは」と心配した。とにかく自分の体に敏感になっていた。

後日、血の流れが良くなったための症状だったと分かり安心した。続けていると、手のしびれが取れる（うれしかった）。

肩の痛みは、平成4年に薬を飲んでいた頃取れる。手が上に自由に動くようになる。

体を動かすと全体がボキボキいう。足の方治らず。足首にゼリー状の液たまり歩行に影響。足に重石がついている状態続く。体の冷たさ取れる（脊髄の存在感なくなった）。顔色は悪い。

外出は好まない（頭が重いため）。人の動きが異常に見える（人と話すのを好まない）。

平成5年6月8日の診察にて自宅リハビリ↓家の中での生活は普通にできるようになったため（悪くなったらもう一度行く予定あり）。

平成6年8月、知り合いから、秦野に頸椎を治すというところがあることを聞く。行く気なし（大きな病院で治療してもダメだったことと、他の病院に変える気持ちなし）。

2、3回勧められる。

夫婦で相談して、だまされたと思って予約を取る（主人と私）。

平成6年8月16日、第一回目のアジャストメントを受ける（愛気カイロプラクティックにて）。

一点を治すだけで体が正常になるという話が、2年間、頸椎から来るいろいろな症状に苦しんできた私に、治るかもしれないという気持ちを持たせた。

終わってから頭が軽くなり、人と会ったり物を見たりが楽になった。長く話をしても疲れないし、外に出たい気持ちに変わった。

足は以前と同じだが、足先の方に神経が通ってきたように思った。軽い早歩きなどを始めた。以前のように息が荒れず、静かな呼吸で歩けた。

主人……次の日から肩こり症状なくなった。目がすっきり。気持ちよいとのこと。


平成6年9月4日、第二回目は診察のみ。

頭は8月16日からずっと軽い。

足は右足全体に重さ残る。足先の方に神経が通っているため、軽いジョギングと早歩きをする時、少しずつ力が出てきた。物事に立ち向かう元気が出てくる。

主人……体が軽いとのこと。目がすっきり。

平成6年9月7日、朝起きて足が正常になっていた。たった一度のアジャストメントで今までのことがウソのように前向きに変わった自分。10月から着付け教室に申し込みました。

体にも異常は感じません。人と会うのが楽しくて、笑顔で話せます。もっと何かをしたい気持ちです。

2年間、もうこれ以上は治らないと思っていました。神経は外から見ても分からないため、本人のつらさが、なかなか人には伝わりません。多くの同じ苦しみで悩んでいる人に愛気カイロプラクティックを紹介してあげたい気持ちです。

主人と共に心より感謝いたしております。

「全く静かな治療。しかしムチ打ち症状が消失しました」

船橋市　K・Kさん
60代　男性

今から7年前の昭和63年11月28日、私は交通事故で、左前頭部脳挫傷、外傷性くも膜下出血、左ホホ骨骨折、肺血腫、左肘骨骨折、右手首粉砕骨折等の損傷で3日間意識不明の上、たとえ命を取り止めたとしても、植物人間になる可能性が大きいとの判断が大勢を占めていたらしい。

しかしながら、医師と看護の方々と、家族一同の懸命の介護により、また神仏のご加護のお陰で左眼失明・強度のムチ打ち症状（強度の立ちクラミ・眩暈・首のコリ）右手把握・困難な障害は残ったものの、事故後7か月で社会復帰でき、平成6年12月末で、48年間に亘るサラリーマン生活に終止符を打つことができた。

ただ、障害の後遺症で一番悩まされたことはムチ打ち症で、夜になると首を動かすことも苦痛で、就寝前には家内と近所に家庭を構えている長女、次女にマッサージをしてもらい、一時しのぎをしていた。

この苦しみを毎日目にしていた娘が、友人より、上部頚椎専門カイロプラクティック治療の「愛気さん」に行ってみてはと紹介され、治療をお願いしたのが平成4年9月26日だった。

また私達が、事故以前に経験したカイロプラクティック治療は、頚椎と背骨を機械でグリグリ整形するような治療法であったが、「愛気さん」では、はじめに先生より口頭質問がなされ、その後、頚椎の計器計測、身体全体の立体計測、仰臥、俯せ計測が行われ、その計測結果を先生が慎重に検討される。そしてその結果をもとに寝台に案内され、横向きに寝ると枕が普段より高めにセットされて、首全体の力を抜くようにとの指示を受けると、その瞬間に枕が少し落下し、治療が終了したと告げられた。

この時、従来のカイロプラクティック治療と比べると、全く静かな治療で拍子抜けがしたが、睡魔に襲われ、ついウトウト寝てしまった。

その後、いかほどの時間が経過したのかわからないが、別室のベッドで休養するように言われ、夢遊病者の状態でベッドに移り、一時間ほど休息した後は、4年間ほど苦しんで来た首筋のコリと立ちクラミがほとんど消えていたのが、今でも鮮明な印象として残っている。

それから3年、たまに下手な寝返りや掘りゴタツでの居眠りで、首がガクンと後部に倒れたりすると、軽い肩こりが再発することがあるが、以前のようなムチ打ち症状で悩まされることは全くなくなった。

なおムチ打ち症状の再発を恐れ、今では半年に一度くらいの割合で「愛気さん」に参上いたし、検査とたまに治療を行っていただき、現在は快適な日々を過ごさせていただいている。

私と同様に、ムチ打ち症状にお悩みの方と肩コリのひどい方には、一刻も早く「自然治癒力のカイロプラクティック」の治療を受けることを推薦する次第である。

平成8年1月3日記。

「頼れるのは自分。自分の力を信じて！」

秦野市　M・Tさん
30代　女性

日本の隅々に、いや世界の隅々に響くマイクが、スピーカーがあったなら……私は叫びたい、「人、ひとりに与えられている……そうあなたが今持っている脳ミソは、おりこうだ。……○○博士でも計り知れない偉大なものすごい力を持っているんだ……」と。

「人間、最後に信じられるのは、頼れるのは、自分なんだ。その自分が持っている治す力を信じなさい……」と。

声を大にして訴えたい。

子供の頃、私は元気な女の子だった。外遊びが大好きで、毎日暗くなるまで遊びほうけていた。叱られて家に入れてもらえず泣いてあやまって……そんなこともしばしばだった。

中学時代は、まっ黒になるまで部活に頑張って夢と希望の高校生活のはずだった。

それが、16歳の夏、蹴られたサッカーボールが後頭部に直撃……。

それから時折起こる頭痛が、医学検査では「異常なし」、付いた病名が偏頭痛……。

そして、頭痛が引き起こす、胃部不快感に食欲減少……付いた病名は神経性胃炎、しかも慢性とのこと。ついでに胆のう機能不全。点滴を受けての日々……。

食欲不振が疲労を蓄積して、肩こり・腰の痛み・便秘・生理不順・卵巣のねじれ・腸管炎症・重度の膀胱炎・血流が悪くなっているところで、階段から足を踏みはずし、再び後頭部打撃……。そこからがすごい。前出の病にプラスされて三叉神経（顔から血が吹きだすような痛み）、ひじ、膝の関節炎・めまい・耳なりなどなど。はり、マッサージはもとより、神経ブロックなる治療まで受けて、当時飲まされた薬は、8種類11個。頭痛薬と胃薬は常備薬で飲んでいたし、痛いところが出ればすぐ薬……副作用で胃けいれんを起こせば、また薬……あげくの果ては、ビタミン剤で17年間日々を送っていたのだから、今思えばこわいこと……。

薬も医者ももうたくさん……ほっといてよ……。

そんな時に出会ったカイロプラクティック。

その時は、半信半疑だった。

正直に言えば、アジャスト後、１か月くらいは不安だった。ひたすら自分で自分を励まして、「治るんだ、元気になるんだ」と。

そして今、先生と出会って3年目……。

私は元気です。演技でなく、本当に元気です。時折出る痛みも持続性がなく、まるで「心身を少し休ませなさいよ」と脳からの信号のようで……。

感謝です。

カイロプラクティックに髙橋先生に、奥様に、そしておばかさんでなかった私の脳に、心から感謝です。

あなたもまず、ご自分の脳の力を信じてください。そしてアジャストしてくださる髙橋先生を信頼してすべてを委ねてみてください。

大袈裟な表現ですが、あなたの心身に青春が戻ってきます。

病や痛みと戦うのではなく、自分自身との戦いです。頑張ってください。

つたない体験文を最後まで読んでくださったあなたに、健康が、元気が、再び花咲きますように心からお祈り致します。

日々の笑顔も、健康も、自分自身でつかみ取ることの幸福を、充実感を、あなたも得られますように……。

「痛みやしびれ……1回のアジャストで本当に良くなった!」

平塚市　Y・Iさん
30代　女性

昨年3月、こちらで1回目のアジャストを受けました。事故の後、10年以上の間、さまざまな症状に苦しみ、ずっと病院通いが続いていました。

肩、首、背中、腰の痛みはもちろん、頭痛もひどく、疲れやすく、普通に生活することができませんでした。

体温の変化も激しく、1日のうちで34度台から37度台まで行ったり来たりすることも多くありました。

手足はしびれるし、耳鳴りは止まらない、睡眠もとることができませんでした。

ベッドで横になっていても、からだ中が痛く、かといって眠れません。起きようと思っても、だるくて、フラフラして気力が出て来ません。

食事も、睡眠も、波が大きく、食べる時期、食べない時期がハッキリと分かれていました。

何日も眠り続けるかと思えば、全く眠れない日々が続きます。

自分自身をコントロールできませんでした。

病院で検査を受けても、肉体的には特に悪いところはないと言われ、ただ薬ばかり与えられていました。

眠剤、安定剤、鎮痛剤などなど……ますます気力がなくなって、外へ出ることも、人に会うこともできない時期が続きました。

カイロプラクティック、整体、針、良いと言われるところへは遠方まで通いました。

何度行っても、あまり良くなった感じはしませんでした。

いつも新しいところを探しては、そこに通っていました。

もう、これが私の体質なのか、とあきらめ、上手くつき合っていこうと思っていた時に友人よりこちらをご紹介いただき、早速足を運びました。

たった1回のアジャストメントで本当に変わりました。

いつの間にか、気がつくと、ぐっすりと眠れるようになっていました。あまりよく動かなかった手足も、痛みも感じずに動きます。しびれがなくなりました。体温も安定しています。

アジャストメントの後、何日かは横になっていたのですが、その後は本当に自然に気がつくと良くなっていた、という感じです。

何年も飲み続けていた薬からも、去年の夏、完全に卒業することができました。

今は病院通いもありません。

毎日、ぐっすり眠れて、ご飯がおいしく食べられることが、とてもしあわせに感じます。

今日は母が腰の痛みを訴えるので、一緒に参りました。ほぼ1年ぶりに私も検査をしていただいたのですが、本当にすっかり良くなっていました。

1年前のカルテを見て、自分でも改めておどろいています。

この1年で、性格まで変わって来たようです。

去年、あのタイミングでこちらを紹介されたことを嬉しく思います。

先生もとてもていねいに説明してくださり、アジャストメントも安心して受けることができました。

私の人生に大きな変化を本当にありがとうございます。

心より感謝を……。

自分自身と仲良くなれました。

「事故や手術を乗り越え、今はこんなに元気」

秦野市　T・Tさん
70代　女性

現在七十五歳の主婦です。

カイロプラクティックに出逢い、二十七、八年ほどになります。

令和五年八月七日現在は元気すぎる七十五歳です。

春は河原、初夏は野山、秋はきのこ取り、一年三百六十五日、動いています。ゴルフは週に一度、ほぼ天気が良ければ……です。

こんなに動けるようになったのは、カイロのおかげさまです。

この二十五年の月日にはいろいろなことがありました。

四十五歳の時、交通事故。相手は飲酒運転でした。その時は接骨院で針、全身、灸でとりあえず痛みは取れました。月に一度が二度になり週一でもダメになり、そんな時こんな私を見てくれる先生がおられる、ということで、先生にお願いするようになり、今日こんな元気でいられるようになりました。

五十三歳　ポリープ手術。

六十歳　右乳がん手術。

六十九歳　乳がん再発。右左切除。リンパ右左切除。

HER2。

薬ナシ。

抗がん剤治療ナシ。

こんな時も、「だいじょうぶ」と先生は言ってくださいました。

おかげさまで今はこんなに元気でいられれます。年に三回ほど、見てもらっています。わがままに、大事にしていたら、もっと早くなおっていたかもしれません。首に一番悪いゴルフを続けながら、山にも行きながら、今日元気でいられること、ありがたいです。

乳がんは余命なしと言われました。が、今日、五年すぎて元気な日が迎えられました。続けて良かったと思います。先生、ありがとうございます。これからも続けてお願い致します。

「階段を躊躇なく上っていけるようになりました！」

横浜市　K・Tさん
70代　女性

２０２３年9月25日、今、私は71歳。心も体も最高に元気です。これも愛気カイロプラクティック・オフィスに出会えたお陰です。

41歳の時、突然字を書くのに違和感が出、そのうちにだんだん字を書けなくなり（ペン等握れなくなり）座っているのも背骨の痛みでつらくなり、仕事をやめました。

その後、病院、東洋医学、理学療法、その都度人に巡り会い、治療を続けていきました。

14年間、どこへ行っても痛い治療の連続でした。

それでも症状は、一つも良くなりませんでした。

そんな時、知り合いの方の紹介で、愛気さんを教えていただきました。２００７年9月26日、56歳の時です。

アジャストメントをしていただきました。その前の検査の時に先生が「腕を上げますよ」と言い、柔らかい手で私の腕を動かしました。14年間、腕が上に動かなかったため、肩関節がギーコ、ギーコと油の切れた器具と同じような音がするものの、14年ぶりに上がりました。今まで、どんな治療も成しとげられなかったことが、夢のような出来事が、痛みもなくできました。

それからは、半年に1度通いました。目もハッキリするようになったり、洋服の着脱も一人でできるようになりました。字もどうにか書けるようになり、筋肉をつけるために61歳で仕事を始めました。この頃は、まだバスを降りる時、信号を渡ろうとする時等、突然の背骨の激痛で、「バス降りられるかな？　信号渡れるかしら？」と不安の時が多々ありました。

家族と出歩く時も、私だけどこへ行っても階段を上ることはなく、エスカレーター・エレベーターを探して別行動でした。それが、ここ2年前くらいから、階段を躊躇することなく上っていく自分がいます。

本当にありがとうございます。

※貴重な体験談を寄せていただき、大変ありがたく、感謝致しております。

なお、私たち夫婦に感謝をいただいていますが、その感謝はB・J・パーマー博士や賀来先生ご夫妻、またDr・E・L・クラウダー先生、多くの先輩方に捧げます。

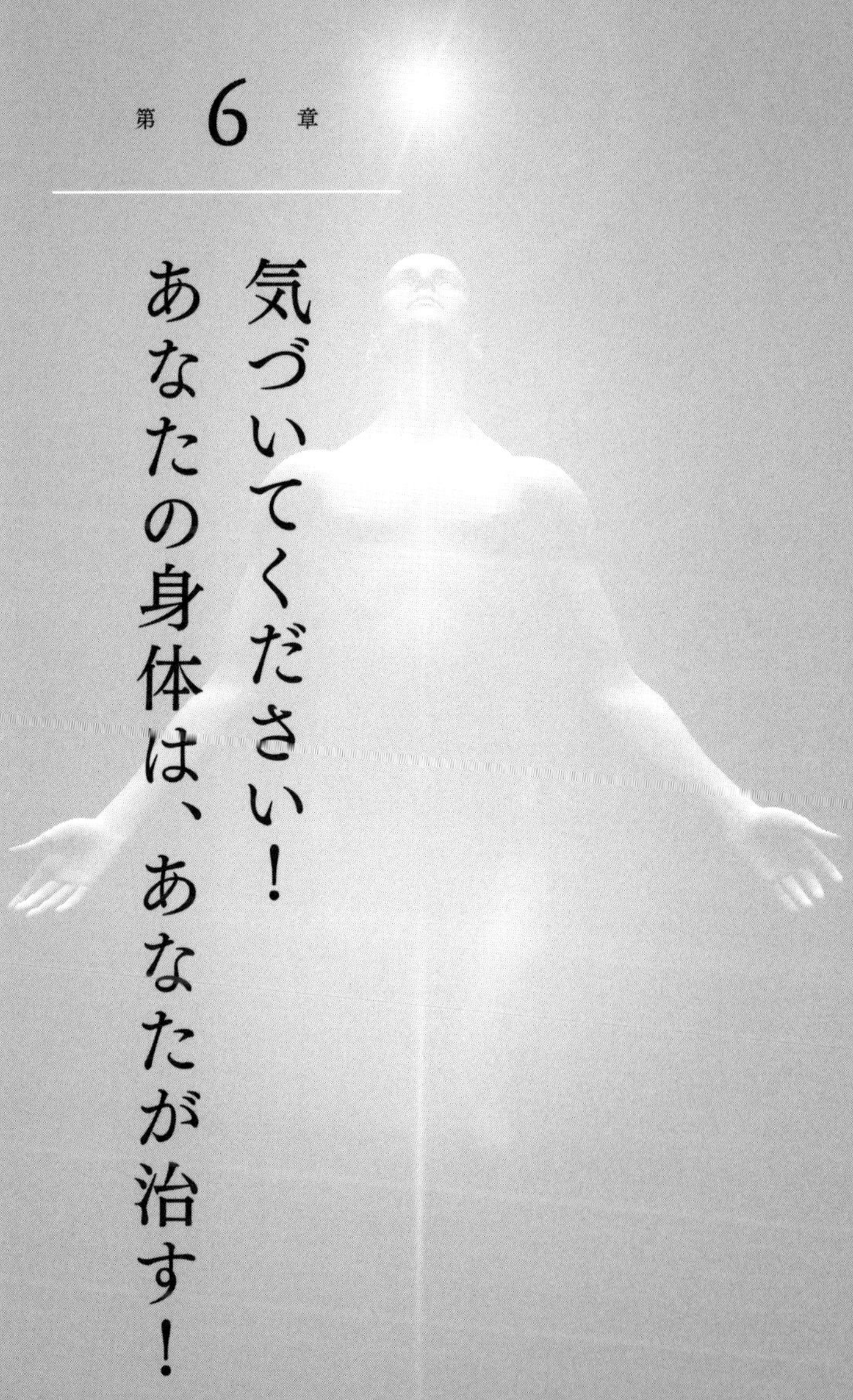

第6章

気づいてください！
あなたの身体は、あなたが治す！

「現代医学教」に陥っていませんか？

前章で紹介した方々が体験されたように、私たちの身体は、身体を創り維持しているイネイトが治すのです。何度も強調しますが、人間は細胞を創ることができません。他人の皮膚のたった一つのすり傷さえも治すことはできません。

皆さんは、傷が自然に治ることを知っているはずです。その傷を治すのと同じ凄い能力が自分の身体全体を治しますが、その凄い能力のことを知らないのです。その能力に気づいていない、あるいは、理解していません。

それ以前に、傷が治ることを凄いと思う人は少ないのではないでしょうか？

内臓が悪い人の臓器の細胞を創り、内臓を元のように治せる人はいないはずです。

近年は科学が発達してiPS細胞というものを増殖させ、臓器に移植するそうですが、移植はできてもその後のことは、イネイトが生命エネルギーを使って臓器を治していくのです。移植が成功するか否かはイネイト次第です。

イネイトに生かされている「人間の先生（医師）」ができることではありません。

すべては「自分・イネイト」なのです。

　何はさておき、「自分のイネイトの素晴らしさ、自分の身体のことに関して全知全能」に気づいて、常に意識してください。

　大多数の人たちは、病気はお医者さんが治してくれると信じているようです。いつからこのような信仰が横行し始めたのでしょうか？

「信仰」と書いたのは、ロバート・メンデルソンという医師が、『医者が患者をだますとき』（草思社）という著書の中で〝現代医学教〟と断じて「〝現代医学教〟は生と死、それに肉体に生じるあらゆる生理的変化という、最も不可解で神秘的な現象を扱っているということになる」と記述しているからです。要するに、現代社会の人間たちは、気づかないうちに、現代医学教を信仰しているのです。まさにその通りかもしれません。

人間は自分の肉体の神秘的な部分を知らないために、少しのことでも不安になってしまい、そして何かにすがりたくなります。それに対して医学では科学的にいろいろ論証をすることで、人々を引きつけることができるのです。

昔のことはよく分からないのですが、大昔は祈祷などをして病魔を撃退していたと聞いたことがあります。その後、漢方薬や民間療法で病気を治癒させていたのでしょうか？

そういう方法で病気が治るのであれば、それらの方法がもっと一般に広がっているはずではありませんか？

現代では西洋医学が主流になって病気の治療をしているのですが、本当に病気を治癒させているでしょうか？

人々のためにしていることが、逆に悪く働くことも多々あります。例えば、レイチェル・カーソン著『沈黙の春』（新潮文庫）にもあるように、作物を害虫から守るために作られたＤＤＴや農薬によって、本来の生態系が壊されてしまうようなこともあるわけです。

人体においても化学物質が体内の生態系のバランスを崩し、さまざまな症状を引き起こす可能性は否めません。

先にも触れたように、クスリで病気が治せるのなら病気はすでになくなっているはずです。元新潟大学大学院教授・故安保徹医師の『病気にならない免疫生活のすすめ』(中経出版)には、「薬で病気が治るのだったら、こんなに楽なことはありません」と書かれています。

西洋医薬や漢方薬で病気が治れば、それ以上別のクスリは要らないのです。それなのに、次から次へと新薬が作られています。

以前から疑問に思うことは、次から次へと新薬が出るということは、古いクスリを飲んでいた人たちは、何のためにそれを飲んでいたのでしょうか？

新薬を作らなければならないということは、安保先生の言われることが正しいと証明しているようなものです。つまり、それまでのクスリは効果が薄かったか、全く効果がなかったからではないでしょうか？

「治療法を変える」ことへの疑問

がんの治療に関しても、次から次へと新しい方法が開発されていますが、どれが正しい治療法なのでしょうか？　クスリのことと同じように、それまでの治療法の効果が薄かったのか、なかったのか？

がんだけではありません。西洋医学の治療法は、どれもこれも手を替え品を替え、目先を変えて変化し続けています。「治療法が変化する」ということは、正しい治療法が定まらないということになりませんか？

ちなみに、以前は「傷を消毒しないと危険だ」ということで、消毒液などで消毒していました。私の子供の頃は、赤チンといってマーキュロクロムやオキシドールという消毒薬を使っていました。ところが、本当は消毒をすると治りが悪くなるということです。そのことを『傷はぜったい消毒するな』（光文社）という本で夏井陸医師が説明されています。このように医学は変化するのです。

皆さんはどのように判断するでしょうか？　考えてみてください。

ご自分で判断をしないで、今のまま流されていて納得されるのでしょうか？　何も考えず、「溺れる者は藁をもつかむ」のたとえのように、とにかく何かにすがりたい、頼りたい、ということでよいのですか？

今まで長い間受けていた治療に効果がなくても、それを考えないで同じことを繰り返すのですか？

ちなみに、船瀬俊介氏の『病院で殺される』（三五館）では、「よくぞ誤魔化し続けてくれました！」と言っています。また内海聡医師は『医学不要論』（三五館）という本を出されています。

今までと同じようなことを繰り返す人たちは、どこかで思考の仕方を変えなければ、長い人生の中でたくさんの不利益を避けられないことになるかもしれません。他人に依存しすぎ、騙されやすい人になっていませんか？

岡本裕医師が『9割の病気は自分で治せる』（中経出版）で言われているように「おいしい患者」になっていませんか？

内海聡著『〔断薬〕のススメ』（ベストセラーズ）には、「自分たちが詐欺られたカモであり、奴隷中の奴隷であるということには気づいていない」とも書かれています。

普通に考えて、一般的には自分が損をする選択はしないと思うのですが、どうして身体に関しては損をする方を選んでしまうのでしょうか？

よくよく考えてみるべきです。

クスリより、生活管理が重要

先にも述べましたが、どのようなクスリでも、病気が治ったら必要なくなるはずです。健康なときにはクスリは飲みません。西洋医薬で、例えば血圧のクスリに関してよく聞くのですが、「血圧のクスリは一生飲み続けてください」と言われるそうです。

これについて皆さんは疑問を持たないのでしょうか？

一生飲まなければいけないということは、言われたその時点で「高血圧は治しません」と宣言されたようなものだと私には思えてしまいます。

血圧だけではありません。他の慢性病も同じです。

血圧が上がる理由はさまざまですが、一番の原因と思われるのは普段の生活における自己管理がなされていないからです。自己管理は健康な身体を維持するためには必要不可欠です。これはすべてに通じます。

前にも触れましたが、例えば、暴飲暴食、生活の不規則、睡眠不足、タバコの吸いすぎ、運動不足、激しい労働、食事の影響、精神的ストレス、クスリの副作用、等々。

血圧も含め、他の検査で出る異常な数値も、身体が出している危険信号です。つまり、これらの悪い生活習慣を改善してくれと、身体が数値で教えてくれているのです。

ところが、西洋医学では生活の改善よりも先にクスリで数値を管理しようとします。椎間板ヘルニアに痛み止めを出して痛みを抑えるのと同じです。痛み止めでは椎間板ヘルニアの患部を治すことはできません。それと同じように、高血圧を治すのではなく、クスリで数値が上がらないように抑えてしまうのです。「治療」と言われる行為は、どんなことでも、「抑える」ことで危険信号を無視してしまいます。抑えてしまうと、痛くないからといって動いて負担をかけたり、血圧も高くないから無理して仕事をしたりするのです。そうすることで悪化させてしまい、血圧の例で言えば、脳疾患や心臓疾患が発症したりします。

朝日新聞の2018年10月5日の記事に、神奈川県茅ヶ崎市の市長が脳出血で亡くなったことが載っていました。毎月、投薬治療を受けていて、3週間前には人間ドックを受け血圧は安定していたということです。この方もおそらく血圧が安定していたので、危険信号を無視して働きすぎたのではないかと想像できます。

とは言え、クスリを出す側だけが問われるわけではありません。一方の患者さん側も改善する努力が足りないのです。中には全くしない人たちもいるようです。

クスリを飲む人も、自己管理をしない人も、若いときには体力もあるし、自浄作用もあるので、多くの場合はすぐに深刻な問題が起きない人たちもいます。しかし高齢になると体力は低下し、自浄作用も弱まりますから（弱まるというよりも、長年の影響で本来の状態に戻るのに時間がかかるのです）、身体にいろいろ不調和が出てきます。そうなると、大変辛い人生が待っています。若いときにはそんなことは気にしないのですが、それが結果的に病気につながります。

自浄作用も年齢相応にあるのですが、神経伝達の妨害がその作用を低下させてしまいます。病気になってからでは遅いこともあります。昔から「転ばぬ先の杖」という言い伝えがあるように、若いときから老後に備えての毎日の生活習慣が重要なのです。

体力があって、全く健康に生きていて豪放磊落に我が世の春を満喫していても、ある瞬間から脳卒中や心筋梗塞を発病して、中には半身不随になってしまう人もいるでしょう。こうなってから病院通いを始め、リハビリテーションを続けながらクスリを服用して、何とか元に戻ろうと努力をしますが、なかなか元通りにはなりません。発病以前は元気だっただけに、なおさら辛い思いをしてしまいます。

元に戻る努力をしても、クスリに依存しすぎると、その副作用で自然の治癒過程を妨害してしまう可能性が出てしまいます。クスリには毒性があり、すべてのクスリに副作用（毒が影響するなら毒作用？）が起きる可能性があると公表されています。

医師の中には、「クスリは体温を低下させ、免疫力を落とし、加えて交感神経を緊張させて自律神経のバランスを崩す作用がある」と忠告されている方もいます。自律神経のバランスが崩れれば体調を正常に管理できなくなります。ですから、さらに病人状態に陥るのです。このようなことも真剣に考えてほしいと思います。

患者側が「医原病」に気づくべきだ

西洋医学に依存している人たちは、病気は医師が治してくれると深く信じています。中には血圧が110まで下がっても、担当医にクスリを「やめないで」と言われて飲んでいる人もいます。あまりにも血圧を下げすぎれば脳に送る血流が悪くなるのでフラつきやめまいが出ます。また、脳の働きが悪くなり、認知症になりやすくなるとも言われています。

「現代では医者が病気をつくっているのだ。現代の多くの病気は、かかるのではなく、医者がつくりだしているといっても過言ではない」と『開業医の嘘　大病院の罠』（光文社）の中で富家孝医師が言われています。

現代は、医療を受けることで病気になることが多いということです。『はぐれ医者の万病講座Ⅰ』でも、「治らないどころか、有害・無益な治療を続けていると、いろんな余病がでてくる」と小田慶一医師が言われています。「医原病」ということです。

しかし、患者さんたちは気がつかないし、気づくことができないでいるようです。まさか、病気を治しに通っているのに病気を作られているとは思わないからです。病院へ通っている方は、ご自分で身体の状態が以前と比べて良くなっているのか、良くなっていないのか、常にチェックしなければいけないと思います。

とにかく、多くの人たちは自分の身体に自信がないので、不安で不安で仕方がないのです。

少し体調を悪くすると病院に駆け込み、何とかしてもらおうとします。些細なことでも、何かあるとすぐに救急車を呼ぶ人たちもいるようです。

少しのことで、あわてたり、おたおたするとさらに事態を悪くしてしまいます。

気持ちを落ち着けて、深呼吸をして、静かにしていれば、大概のことは収まっていくはずです。

それから、すべきことをするのが良い結果を生むでしょう。

いずれにしても基本を知らないわけです。それに加えて、「日常において自分ですべきこと」つまり自己管理をしっかりしていないからとも思われます。

「他人は他人の身体を治すことはできない」「自分の身体は自分で治す」これが基本です。

イネイトは、あなたを本当に「治療」する

上部頸椎専門カイロプラクティックは、単純に頸椎の一か所だけを調整する方法です。ただ、人々は単純だと心配になるものです。複雑な治療の方が安心します。しかし、身体に関しては、本当はシンプル・イズ・ベスト、つまり単純が一番なのです。

イネイトや生命エネルギーのことを、カイロプラクティックを通じて知ることができた私はつくづく幸運だと思うのです。「私の身体は肉体の限界を超えなければイネイトが治す、また寿命までは、私のイネイトが治す。生命エネルギー・自然治癒力が治すのだ！」と自信を持つことができたからです。

イネイトが治せる限界を超えるとは、つまり肉体の限界というのは、例えば交通事故などで、骨や肉体に大きな損傷を被ったときなどを言います。

痛みに関しても同じです。

痛み止め、鎮痛剤、ブロック注射、痛み止めの人った湿布、どれも痛いところを治癒させていません。文字通り「痛み止め」です。痛みは脳が知覚します。いま羅列したクスリはすべて、脳が痛みを知覚する部分を感じなくするように、痛みを抑えているだけです。症状を緩和させるだけの行為が「治療」と言えるでしょうか？

広辞苑には、「治療」は病気やけがを「なおすこと」と記載されています。病気やけがを「緩和」させること、「楽」にすることとは書かれていません。責めるわけではないのですが、おそらくこの違いに編集者も気がつかなかったのでしょうか？

肉体の限界を超えた部位に関しては手術が必要なこともありますが、その後のことは身体が本来持っている自然治癒力が治すのです。


ここで中村天風師のことを書かせていただきます。

天風師は肺結核にかかり、当時、最高権威と言われた北里柴三郎博士の治療を受けても治らず、渡米して医学を学びました。ロンドン、フランス、ドイツと移動して病を治そうとしましたが、病状が悪化し、帰国を決意しました。

船旅の途中でヨガの聖人に巡り会い、ヒマラヤ山脈のカンチェンジュンガに入り、厳しい修行をして自然の叡智に気づき、病も癒え、人間の思考を大自然に同調させることで、人間本来の生命の力を得るという体験をした――ということです。

まさに自分の身体を自分で治した典型的な実例です。

第7章

「自己管理」の重要さと「ストレス」の問題

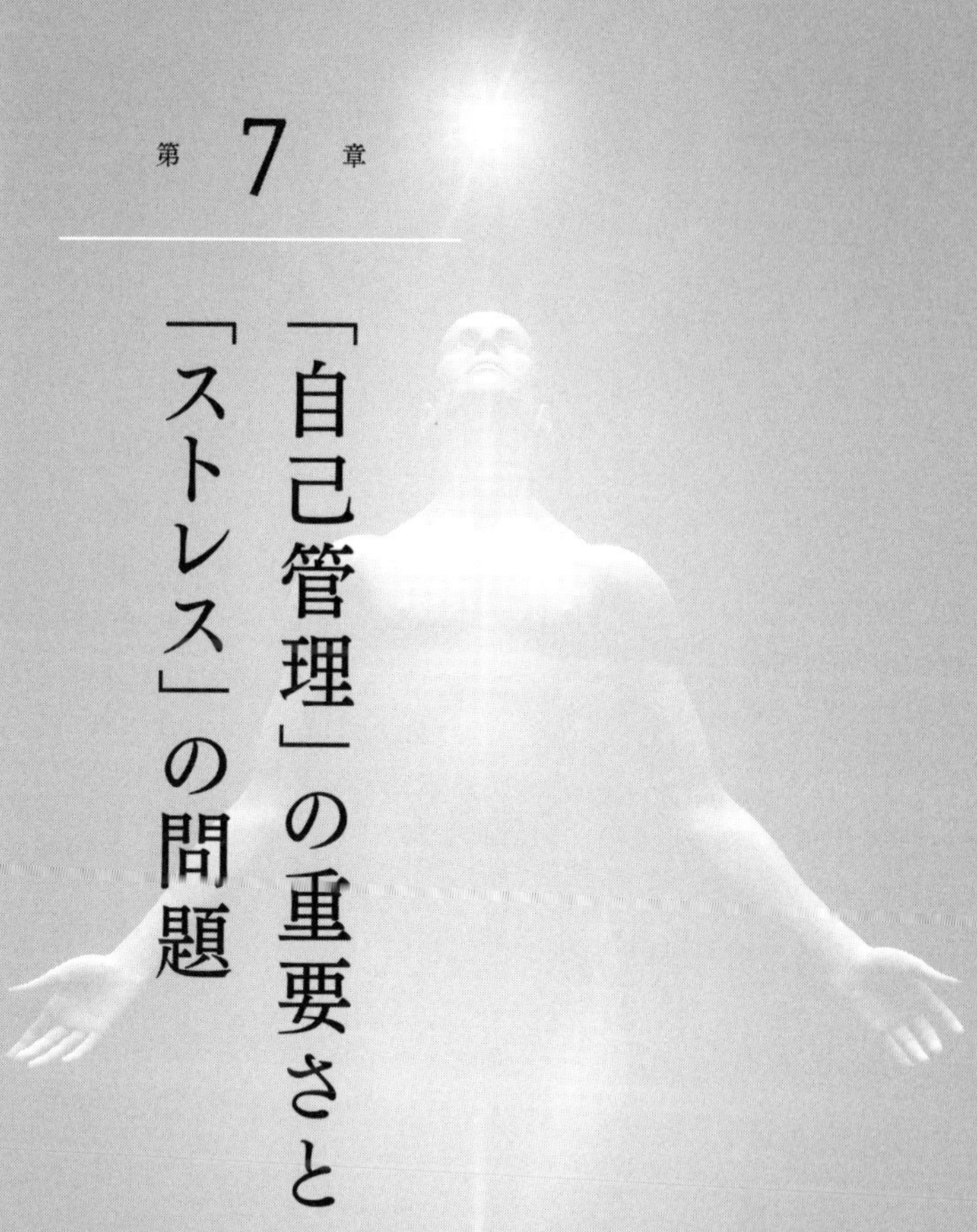

「自然は助けを必要としない」

自己管理の重要さについて、再度強調しておきたいと思います。

病気を治癒させるのは、病気になった本人がすることです。生命エネルギーは自然治癒力を完全に備えています。生命エネルギーが100％伝達されていれば、治癒する時間も早いのです。

ただし、その人の個人的な考え、生き方が回復に影響を与えることも大いにあります。イネイトに沿って自然に考え、素直な生き方をしている人ほど、良い条件を備えています。ストレスがあったり、懐疑的な考え方、唯物論的な考え方（見えないモノを信じないような）、薬物に頼ったり、他のことでも、自己管理に問題のある人ほど、身体の善い働きを妨げてしまうので、負担がかかり治癒する過程を遅くさせてしまいます。

Ｂ・Ｊ・パーマー博士は〝自然は助けを必要としない〟と語っています。その通りです。当然のことですが、自然は人間の手が入れば入るほど〝自然〟ではなくなり、生態系を破壊してしまうのです。

人間においても同じです。人間という、イネイーが創り上げた自然の身体は、自然の生態系を身体の中では維持しています。その自然の状態のままでいられれば「自然は助けを必要としない」というように、自然に身体を回復させます（肉体の限界や、寿命という限界を超えるまでは）。

また人間の場合は、先ほど言いましたが、考え方が影響しますから、そこを自分で管理する必要があります。この「自己管理」は本当に大切なことです。他人は自分のために食事をしたり、水分を摂ったり、運動したり、睡眠をとったり動いたりしてくれません。自分の身体は自分で運営するしかないのです。

精神的なことでも、他人はいろいろ相談相手にはなってくれますが、最終的には、決断して物事を処理するのは自分自身です。

神経伝達妨害を調整することの大切さ

人間が不健康になり、病気を発生させるのは原因があり、その一つが、生命エネルギーの伝達妨害によるものです。脳で創られた生命エネルギーは常に100%であり、それが神経系統を100%流れ続けていれば健康を保てます。その不調和の原因となる神経伝達妨害をなくすために、上部頸椎専門のカイロプラクターが存在するのです。

伝達妨害は、訓練を受けた精錬されたカイロプラクターが苦もなく調整してくれます。**「苦もなく調整」と言いましたが、それを可能にしてくれたのは、何十年もの間、想像もつかないほどの途方もない厳しい研究をして、それを成し遂げてくれた上部頸椎専門カイロプラクティックの創始者である、B・J・パーマー博士や、それに携わった先駆者たちがいてくれたからです。**

2023年9月18日に賀来先生が『B. J. クリニック』(科学新聞社)という写真集を出版されました。その写真集で、当時の科学の最先端を駆使して研究された様子の一端を垣間見ることができます。

私たちはこの仕事に従事していて、表現できないほど本当に凄い、素晴らしいことを、人類のために発見してくれたと思っています。

ところが最近では、本場のアメリカがカイロプラクティックの独自性を否定するような方向に動き、西洋医学などを取り入れてしまっています。

カイロプラクティックはカイロプラクティックでなければ価値がありません。ですから、賀来史同先生・愛子先生ご夫妻は、日本上部頸椎カイロプラクティック協会（ＪＳＣＡ）を作り、この素晴らしい方法を消滅させてはいけないと考えて、普及させようと努力されています。

私も同意見で、もし上部頸椎専門カイロプラクティックが消滅してしまったら、人類にとって多大な損失となり、取り返しのつかないことになると考え、この方法を後世に継承するために協会員と共に働いています。

私は臨床を通して実感していますが、実に凄い方法なのです。上部頸椎専門カイロプラクティックは！

宇宙の叡智 ＝ 大愛 ＝ 大調和 …………… すべてを生かし、すべてを維持する

＝

先天的知能 ＝ 愛 ＝ 調和 …………… 全細胞を生かし全細胞を維持する

（本当の自分）

普遍

感謝

素直

信

純粋

さわやかさ

あたたかさ

明るさ

やさしさ

おもいやり

誠実

正直

平和
安心
活力
幸福
喜び
楽しさ
健康

自由

真理につながる道、救われる道は開かれている。
しかし、目には見えない。心を澄まして感じよう。

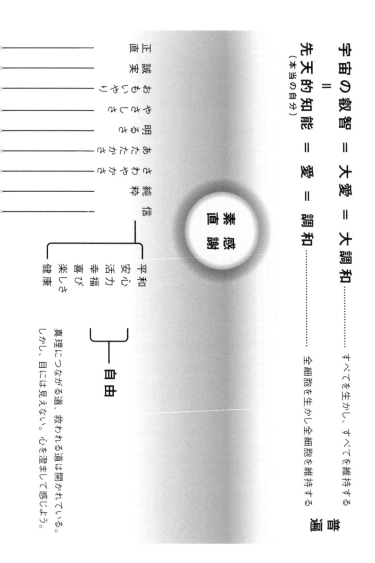

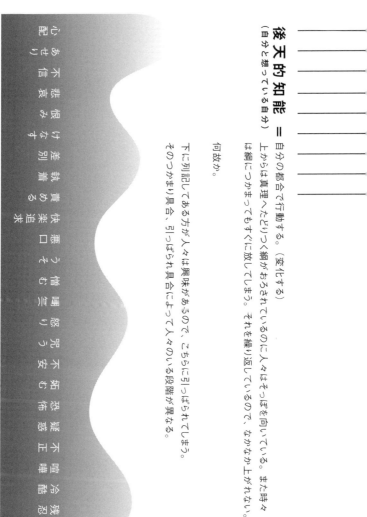

後天的知能　**＝**　自分の都合で行動する。（変化する）
（自分と想っている自分）

上からは真理へたどりつく綱がおろされているのに人々はそっぽを向いている。また時々は綱につかまってもすぐに放してしまう。それを繰り返しているので、なかなか上がれない。

何故か。

下に列記してある方が人々は興味があるので、こちらに引っぱられてしまう。
そのつかまり具合、引っぱられ具合によって人々のいる段階が異なる。

これは天地神明に誓って言います。手前味噌や自画自讃ではありません。病気になる他の原因として考えられるのは、先ほども言ったように、個人個人の考え方や生き方もあります。「生き方」、これを自己管理と言い換えてもいいと思います。何度も言いますがそれだけ重要なのです。

上部頸椎の一か所を調整して神経圧迫を取り除き、生命エネルギーの伝達妨害をなくせば身体は正常に機能するのですが、精神的な負のストレスが身体を痛めます。

134～135ページの図は、つねに上（イネイト）からは、エゴの自分を救おうと試みているのだが、エゴはなかなか気づけない、そして本当は幸福になりたいと望んでいるのに下段の方に気持ちを向けてしまうということを示したものです。

厄介な精神的ストレス

上部頸椎に神経伝達の妨害があったとしても、日頃から規則正しい生活をしていれば、大きな病気にはならないと思います。逆に、神経伝達の妨害を取り除いても、ストレスが強ければ身体の改善も思うようにいかないこともあります。

難しいのは精神的なストレスからくる不調和です。昔から言われているように「病は気から」つまり、ストレスは身体に影響します。その人にとっての弱点を攻撃するのです。

例えば、よく知られているのはストレスによる胃潰瘍です。また最近よく言われるように、がんもその一つに入るようです。医師の方々が言われていますが、甲状腺機能低下症やリウマチなどにもストレスが影響するようです。ということは、他の病気もストレスが原因で起きている可能性があるわけですから、ストレスを解消することが重要になるのです。

ストレスというのは、その人の思い込みということもあると思うのですが、その抱えている問題を違った観点から見てみると意外に解消できるかもしれません。

「ゆるす」ことでストレスを解消し幸せになる

ストレスを解消する方法の一つとして、「ゆるす」ということが必要なようです。私がはじめてこのことを意識したのは、五井昌久師の教義の中に、「自分を赦し、人を赦し、自分を愛し、人を愛す」という言葉を見たときです。このときに少し気持ちが変化したことを覚えています。

その後『ゆるしの法則』（ジェラルド・G・ジャンポルスキー著・堤江実訳、サンマーク出版）という本にも出会いました。この本も、「エゴがすべての原因で外側を見ている意識が自分を苦しめてしまう」と言っています。聖人と呼ばれる人以外、ほとんどすべての人がエゴで生活しています。そして、エゴにも当然レベルがあるわけですが、次ページの図を見てください。

真我探究と『なまけ者のさとり方』（タデウス・ゴラス著・山川紘矢・山川亜希子訳、地湧社）を参考にして図式化したものです。

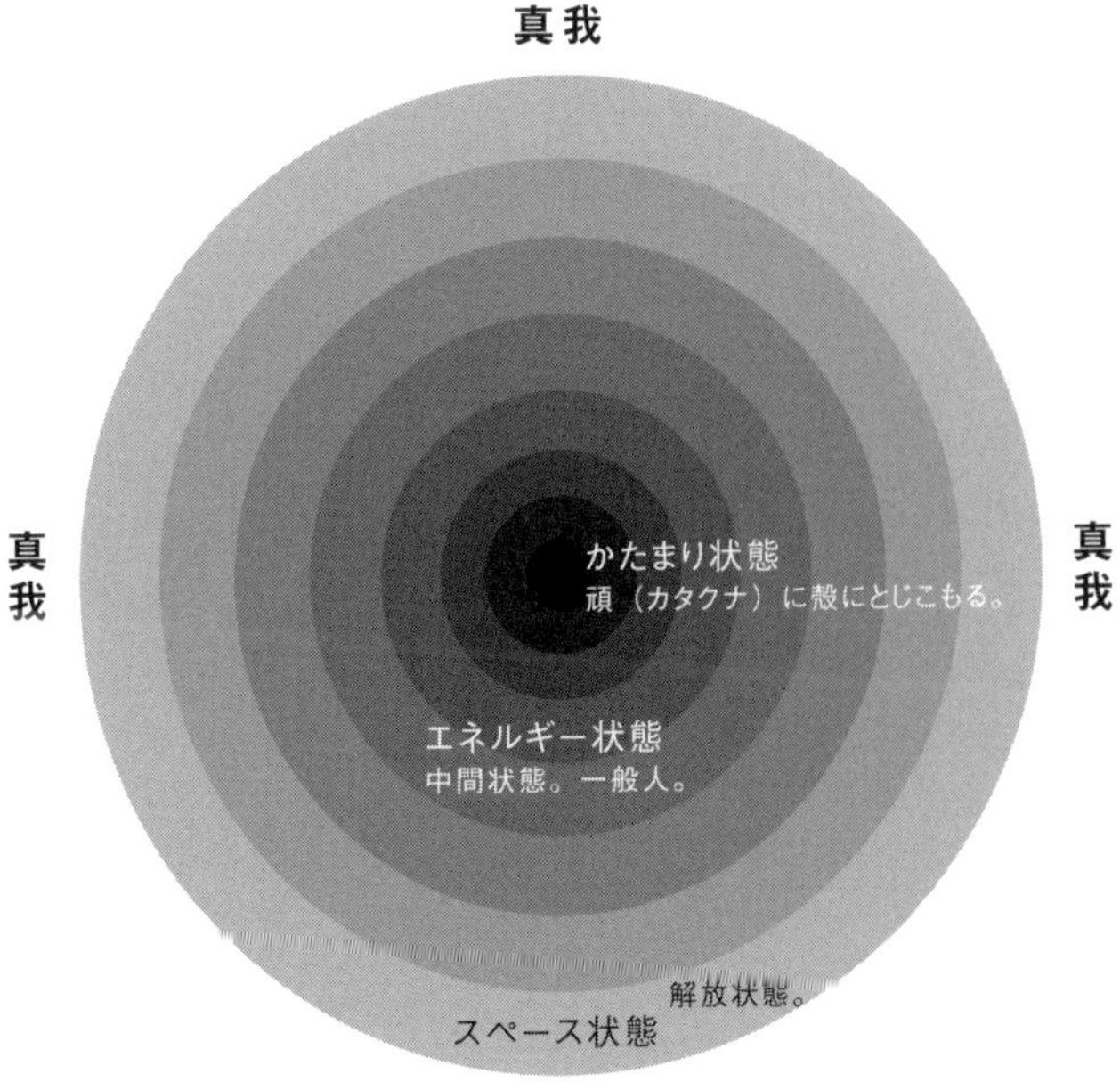

※「頑」＝すなおでなく、ねじけているさま。
（『広辞苑』より）

サット＝チット＝アーナンダ
存在＝意識＝至福

無だがすべてを含む 一元 ＝**真我**＝実在

『なまけ者のさとり方』によると、一つひとつの生きものの営みは、拡張することと収縮することであり、拡張すると「スペース」となり四方に広がり、収縮すると「かたまり」になるということです。

個人でもグループでも「スペース」「エネルギー」「かたまり」の三つに分けられて、そのとき出しているバイブレーションによって変化すると言われています。この図では、かたまり状態を円の中心として、外側になるほどスペース状態になることを示しました。

つまりエゴが強くなるとかたまり状態になり、自分の殻に閉じこもってしまいます。個人で言えば、かたまりが強ければそこから抜け出すのは容易ではありません。逆にスペース状態が広がれば真我に近づいていけます。極論すれば解脱するのです。

人生のコツをつかんだ人たちのメッセージを総合してみると、「ゆるすこと」と「愛すること」に尽きるようです。そして最終的には自分の原点である「高次元のイネイト（先天的知能）にすべて委ねる」ことが、幸福をもたらす方法になるようです。

私のストレス対処法

私の場合は人間の輪廻転生とカルマ（運命）、そして原因と結果を基本的に考え、ストレスに対処しています。

総括的に言えば「それでいいのだ！」となります。

他で書いているのですが、「自分が蒔いた種は自分で刈り取る」ということです。

それは、今までに読んだスピリチュアルの本や五井昌久師の本などから得た結論です。

皆さんもいろいろ勉強されていると思いますが、得た知識が正しいと判断できたならば、それを実行しなければ、本を読んでも立派な知識でも何の意味もないのです。

私の場合は五井昌久師の「消えてゆく姿」が初めでした。五井先生は「人間は本来、神の分霊《わけみたま》であって、業生《ごうしょう》ではなく、つねに守護霊、守護神によって守られているものである。……いかなる苦悩といえど現れれば必ず消えるものであるから、消え去るのであるという強い信念と、今からよくなるのであるという善念を起し、……」。

というような教えをいただき、それを信じて「それでいいのだ、消えてゆくのだ、これを乗り越えよう」としたのです。そして数多くの著作を読んで、因縁因果・原因と結果についても理解できるようになりました。

そして、『「原因」と「結果」の法則』という本（ジェームズ・アレン著・坂本貢一訳・サンマーク出版）に出会い、さらに納得しました。

次にインドの聖者シュリー・ラマナ・マハルシ師の『あるがままに』（デーヴィッド・ゴッドマン編・福間巖訳・ナチュラルスピリット）を読んで確信しました。

人間は輪廻転生を繰り返して生きていて、その長い生まれ変わりの間にさまざまな人生を生きてきてカルマを蓄積してきたのだということを知りました。この輪廻転生とカルマ・原因と結果を理解して認めると、ほとんどの問題は解決されると思います。

人間の感情がその人のカルマ、つまり運命を作るのだそうです。

良い人生も悪い人生も、すべては自分で生きた証《あかし》だと気づきました。

今の自分は、自分の前世たちが作り上げた最先端の自分だと気づいたのです。
そこで、良いことも悪いことも「自分が蒔いた種が今発芽して出てきたのだから、できるだけいろいろなことをしないで、そーっとしておこう」「それでいいのだ」「消えていくのだ」となるのです。後はイネイトに任せておこうということです。

ちなみに、カルマについてはシュリー・ラマナ・マハルシ師によれば三つあるそうです。

1　サンチタ・カルマ：前世までに積み上げたカルマの蓄え。
2　プラーラブダ・カルマ：サンチタ・カルマの一部で、現世で清算されなければならないもの。運命と訳される。
3　アーガーミ・カルマ：現世で積まれた新しいカルマ。この一部が来世にもちこまれる。

3のアーガーミ・カルマによれば、今現実に生きて作っていることの一部が原因となって、自分の来世に結果として現れるそうです。とすれば、今からこの先も生きていく人生を汚さないようにしようと思うのは私だけでしょうか？

人間には、思考・発言・行動すべてに「原因と結果の法則」が当てはまりますから、感情を制御して明るく前向きになるようにする必要があるのです。

カルマの蓄積と、そこからの脱却

私たちの世界は不公平にできているようです。何故不公平が起こるのかと考えたのですが、一つには、と言うよりすべて人間のエゴが欲望を作り出し全体に関与しているからでしょう。

ジュリアン・ジェインズ氏の著書『神々の沈黙』（ジュリアン・ジェインズ著・柴田裕之訳・紀伊國屋書店）の中で示される仮説では自我は約3000年前から発生したとのことです。その前は内在の叡智が支配して身体を動かしていたようです。また以前は右脳にささやいていた神が沈黙して、自我が発生してから、体力のあるもの、弱いもの、意志の強いもの、弱いものなどさまざまな要因が発生して、社会に影響を及ぼし、それぞれの自我が輪廻転生を繰り返して、自分のカルマを作り、世代世代のカルマを作り、カルマを蓄積していきながら不公平を作り続けてきたのだと思います。これは私の仮説です。

自我が自分勝手に生きた結果が不公平を作り出したのです。

エゴ、つまり自我のことです。カイロプラクティックでいう後天的知能です。

何故かというと、皆さんはご自分の「実体」について常日頃考えていないからです。内部に意識を向けていないからです。

前述しましたが、『ゆるしの法則』でも、『ニュー・アース』（エックハルト・トール著・吉田利子訳・サンマーク出版）という本の中でも、エゴが肉体を痛め精神を痛めてしまうことを説明しています。エゴは常に外部のことにとらわれて、エゴが強まれば自分も周りの人にも良い影響を与えなくなるのだということです。

聖者や賢者たちはエゴ・アイデンティティをとらえることでそれを消滅させることができると教えてくれています。

さらに紹介させてもらえれば、輪廻転生を逃れることができる唯一の方法は「真我探究」という方法だそうです。

自分の内部に真実の「実在」を探究して、そこにとどまることができれば、苦界と呼ばれる人間社会には誕生しないそうです。イネイトよりもさらに深いと言うか、表現ができない実在です。

イネイトのところで前述しましたが、無色透明、無味無臭、純粋無垢と言うのでしょうか、「真我」は「カイロプラクティック　33の根本原理」のNo.1の大前提にある、「宇宙の叡智・ユニバーサル・インテリジェンス」にあたるもので、その中に無機物、有機物すべてを包含しているのです。

真我探究をすれば一番いいのですが、私たちはまずは内在の叡智・「イネイト」を信じて、イネイトを常日頃意識するとよいと思います。

私にとっての「天命」

余談として私見を述べますが、「イネイトに気づく」「実体に気づく」ということは「悟り」の入り口に立ったということだと思います。

イネイトがすべてを支配していること、すべて（プラーラブダ・カルマ）をイネイトが処理していると思えること、思考を明け渡すこと、このようにして深く、より深く内向していくことで、真我探究を進める。真我探究は過程であり、目的であるとマハルシ師は教えています。

悟りの入り口までは頭で考えてもできることです。悟りは出家された方たちだけが得られるというものではなく、一般の私たちでも悟れるのです。内部の叡智に気づけばいいのです。

しかし、ここまでは比較的たやすいことですが、厳しさも含まれます。それは「あるがままに」ということです。イネイトのままに、高次の力のままにお任せするといううことです。これがなかなか厳しいのです。そして、この先「解脱」するには「自我」の壁が大きく立ちはだかります。これを乗り越えることがなかなかできません。

私は、努力はしていますが、いまだに達成されません。しかし、諦めずに、見えない一本道をたどり続け遂行することが必要なのです。

上部頸椎専門カイロプラクティックも同じです。患者さんたちのためだけではなく、私たちカイロプラクターは道を外さないで、B・J・パーマー博士が人類のために発見してくれたこの素晴らしい仕事を後世に残すことを心掛けて、「強い意志」と「覚悟」を誠実に貫き通すことが要求されます。貫き通すことで感謝を形に表せるのです。

私にとって上部頸椎専門カイロプラクティックは「天命」であると確信しています。天命であるために働けるうちはやめることはできません。誠心誠意をもって務めさせていただきます。

付章

上部頸椎専門カイロプラクティックの基礎知識

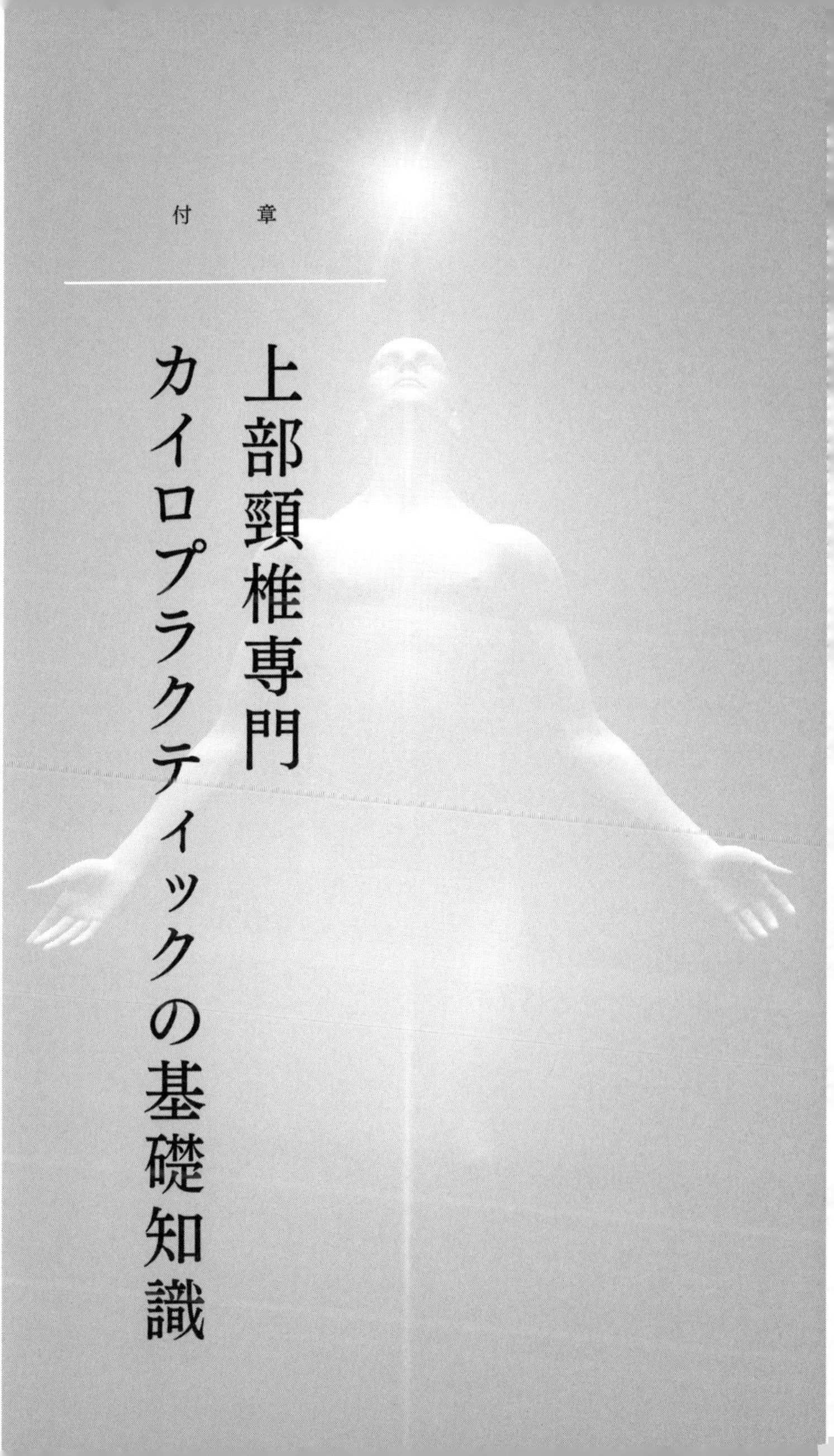

上部頸椎専門カイロプラクティックの歴史と現在

この章では、上部頸椎専門カイロプラクティックの方法について、概略を説明します。もっと詳しくお知りになりたい方は、前著『病気を治すために知ってほしい大切なこと』の第4章を参照いただければ幸いです。

上部頸椎専門カイロプラクティックは1930年にアメリカのアイオワ州ダベンポートで、B・J・パーマー博士によって完成されました。それ以後、数は多くないものの、カイロプラクターたちによって綿々とその思想、技術は受け継がれてきています。

言わば秘伝のような形になっていますが、Dr・E・L・クラウダー先生から聞いた話では、B・J・パーマー博士は秘伝にするつもりは全くなく、逆にアメリカ国内に20万人の上部頸椎専門カイロプラクターを輩出したかったそうです。しかし、そうならなかったのは、博士から直接教えてもらった多くのカイロプラクターたちでさえも、この方法が理解できないからでした。そのため、上部頸椎専門カイロプラクティックを「正しく教え、伝えること」ができなかったのです。

現在は本家本元のパーマー・カレッジ・オブ・カイロプラクティック（アメリカのカイロプラクティック大学）でもカイロプラクティックを〝治療方法〟と捉え、西洋医学を取り入れて教えているそうです。Ｂ・Ｊ・パーマー博士の上部頸椎専門カイロプラクティックの本来の思想、技術はもはや「風前の灯」状態に追い込まれているという状況です。

しかし、それでも日本で、30年以上前から東京で寺子屋形式ではありますが、上部頸椎専門カイロプラクティックを指導してくださる方が現れました。その方こそが我が師である賀来史同先生です。

賀来先生は、Ｂ・Ｊ・パーマー博士の直弟子で、アメリカにあるパーマー・クリニックの最後の所長であったＤｒ・Ｅ・Ｌ・クフウダー先生に直接師事し、人類にとって必要であり重要な上部頸椎専門カイロプラクティックを後の世代に〝正しく継承〟しようと努力されています。

上部頸椎一か所の圧迫を取り除く原因(根本)療法

上部頸椎専門カイロプラクティックは医療ではありません(この点が一般のカイロプラクターたちが理解できない理由の一つです)。したがって病気の診断・治療は一切行いません。私たちが行うのは、たった一か所の上部頸椎部の神経の圧迫を取り除くことだけです。それだけで身体は本来の自然な健康体に戻ります。ですから診断・治療はいらないのです。

もし私の書くことに疑わしい部分、つまり矛盾があると思うのであれば、この施術法は受けない方がいいでしょう。しかし、「なるほど本当だな」と納得されたならば、皆さんが受けているさまざまな治療、及びクスリ、健康器具などにはできるだけ関わらない方がよいと思います。何故ならば、上部頸椎専門カイロプラクティックで健康体になれるのですから。

ただし、「クスリや健康器具を一切止めなさい」と命令するものではありません。

何をするのも個人の自由であり、選択権はあなたにあるのです。

ところで、この説明は「カイロプラクティック　33の根本原理」をベースとして組み立ててあります（44ページ参照）。

その1番目の『大前提』に、「宇宙の叡智はすべての物質の中に存在しており、それはすべての物質に特性と活動を与え続けている。したがって、現存する物体を維持しているのである」とあります。これを人体に当てはめてみますと、「イネイトはすべての細胞の中に存在し、すべての細胞に特性と活動を与え続けている。したがって、すべての細胞を維持しているのである」と言うことができます。

頸椎1番と2番の変位が生命エネルギーの伝達を妨害する

私たちの人体には、電気のようなエネルギーが流れています。人体に流れる複雑なメッセージを含んだエネルギーを〝生命エネルギー〟と総称します。このエネルギーは脳から神経系を通して流れていき、人体を機能させ、維持しています。

生命エネルギーは年齢に関係なく、死ぬまで１００％あります。そして、この中に〝自分の身体を自分で治療する〟自然治癒力と呼ばれる力（機能）も完全に１００％含まれています。生命エネルギーも自然治癒力も、落ちることはありますが、総量が減ったり増えたりすることはありません。

生命エネルギーの発生源は、生きている脳です。脳で発生した生命エネルギーは神経系を通じて全身に流れていき、すべての細胞、組織、器官を機能させ、維持しています。ですから生命エネルギーが１００％全身に正常に伝達されていれば、すべての細胞、組織、器官は正常に機能するのです。この状態がいわゆる「健康体」です。

しかし椎骨の変位で神経の圧迫を起こすことにより、１００％の生命エネルギーが90％、80％と伝達されていかなくなるにつれて、身体は健康体から不健康体になっていきます。その伝達を妨害する原因が頸椎の1番か2番なのです。

次ページの図は頸椎の1番と2番の骨です。骨の中に穴が空いていて、この穴の中を太い神経の束である脊髄が脳から腰（仙骨）まで入っています。この脊髄という太い神経の束を通って生命エネルギーは脳から全身の神経系を経て細胞、組織、器官に

頸椎1番、2番の椎骨

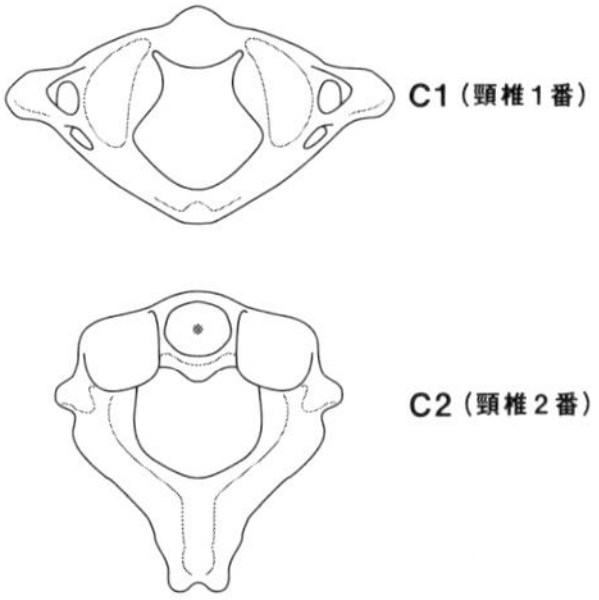

伝達されるのです。この脳の出口と、頸椎の1番2番のところの穴が正常に開いていれば生命エネルギーは正常に伝達されます。

しかしこの穴が狭まると神経の圧迫が起きて生命エネルギーの伝達が妨害され、それによってさまざまな不調和（一般に「症状」と言われる）が生じます。また〝自分で治す力（自然治癒力）〟も落ちますから、治りが悪くなるのです。

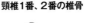

この狭まった穴はどのような種類のクスリを飲んでも、どれほど大量にクスリを飲んでも開きません。

そこで、この上部頸椎を検査して妨害が起きていればそこをアジャストメントします。それによって椎骨の穴が開き、神経の圧迫が取れていきます。生命エネルギーも正常に伝達されるようになります。

したがって身体は治療しなくても自然に本来の健康体に戻るのです。健康体に戻るに従い、傷が治るのと同じように不快な身体の不調和も自然に治っていきます。自然治癒力は傷だけを治すのではありません！　全身を治すのです！

背骨の部位の神経圧迫が全身の不調和に影響する

前にも述べましたが、人間には細胞を創ることすらできません。生命エネルギーを創り、供給し続けて60兆の細胞を創り変え、維持し、生かしているのは自分の中のイネイトなのです。

この生命エネルギーが正常に流れていれば、細胞、組織、器官は不調和をきたしても物質（肉体）の限界（例えば骨折など）を超えなければ自然に治っていくのですが、脳と脊髄、つまり中枢神経と呼ばれるところの細胞を破壊すると、破壊された細胞から下の神経支配の部分が機能しなくなり動くことができなくなってしまいます（中には奇跡的に機能を回復する人もいますが、そこの部分の回復は末梢に比べて大変遅いのです）。

ですから、大切な脳はとても柔らかくて壊れやすいので、硬い頭蓋骨で護られているわけです。また脊髄も大事な部分ですから硬い骨（脊椎）で上から下まで保護されています。この護っている骨が1本の筒のようになって骨盤についていれば神経圧迫という妨害は起こりませんが、それでは自由に動くことができません。そのためイネイトは背骨を重ねて（普通は24個）間に椎間板と言われるクッションを入れて動けるようにしたのです。

しかしこのような構造では、どうしてもどこかでズレる（変位）ことがあります。するとズレた部位に神経の圧迫が起きて、圧迫の起きた神経支配の領域に不調和が生じます。ところが神経は上から下まで背骨の間を出て枝分かれしていますので、下の方の神経の圧迫ではすべての人の体調不良に対して、一か所の原因にはなりません。

すべての人の不調和の原因になり得る場所は、繰り返しますが、上部頸椎の1番目か2番目の部位です。何故かと言うと、この部位には数十万本の神経の束が一点に集まっており、第一頸椎の部位には脳幹の最下部である延髄が収まっているからです。延髄は自律神経の中枢部であり、血管運動の中枢、心臓の中枢、呼吸の中枢、内臓運動の中枢、筋肉・平衡感覚の中枢、その他、咳嗽反射、くしゃみ、発声、咀嚼、唾液分泌、嚥下、嘔吐、眼瞼閉鎖、眼球運動、汗の分泌、味覚などの中枢が集まっている生命維持に必要な重要な部位です。

その重要な部分の脊椎骨が少しズレて神経の圧迫が起きると、直接的、間接的に全身に影響します。そして脳が行っているさまざまな機能が低下するのです。

①運動神経：意識で身体を動かす神経。
②知覚神経：外界からの情報を脳に伝える神経。
③自律神経：身体の内部を調整する神経（意識ではコントロールできない）。

脳は、これらの神経を駆使して、再生、発熱、適応、抵抗、反射、分泌、吸収、排泄などの機能のすべてを管理して内部環境を整え、外界に適応しています。この脳からの生命エネルギーの流れに妨害が起きると、例えば再生機能が低下すれば、細胞の創り変わりや傷の治りが遅くなります。

また抵抗力・適応力が落ちれば、自然界に適応しているその範囲が狭まるので冷えを感じやすくなったり、疲れやすくなったり、また風邪をひきやすくなったり、アレルギーになりやすくなったりします。当然、免疫の問題にも影響し、また、ホルモンなどの分泌にも影響します。そして、血圧、血糖値、コレステロール、尿酸値などにも異常をきたします。このように機能の低下したところに不調和が起こるのです。

上部頸椎の変位を下部の背骨が補正する

人間の頭は普通、約３～５キロほどあります。中には10キロ以上の方たちもいます。この重い頭を第一頸椎の骨が二か所で支え、バランスをとっています。ところが、限界を超えると上部頸椎はズレ（変位）て固定されます。すると、頭が重いため倒れそうになりますが、脳を正常な位置に保とうと下の方の脊椎（背骨）でバランスをとるようになるのです。

この状態を上部頸椎専門カイロプラクティックでは、補正作用（2次的なズレ）と言います。下部の背骨を曲げてバランスをとり、重心を保とうとしているわけです。例えば、猫背になったり、Sの字に曲がったり、腰が曲がったりします。それに従って当然骨盤の歪みも生じます。そのような状態に姿勢が歪むと、背骨のどこかに神経の圧迫が起きます。そして、神経の圧迫された神経支配の領域に不調和が出るのです。

背骨を見てみると、脳から出た脊髄が背骨の間を出て、末梢神経となり枝分かれしています（次ページの図参照）。ですから例えば足に行く神経がなければ足は動きません。神経が足へ正常に行っていても、その神経の部分に圧迫が起きると、痛みが出たりします。さらに強く圧迫されるとシビレも出ます。そしてもっと強く圧迫されれば麻痺になってしまいます。

ちなみに、痛みやシビレ、麻痺は、前述したように、実際には〝脳の知覚部位〟で感じるのです。脳が感じなければ何も感じません。

「痛み止めなどで痛みが取れればいい」と言う方もいると思いますが、痛みをとっても患部は治癒したわけではありません。傷を考えれば分かりますが、どんなことをし

背骨の断面と不調和の出る神経領域

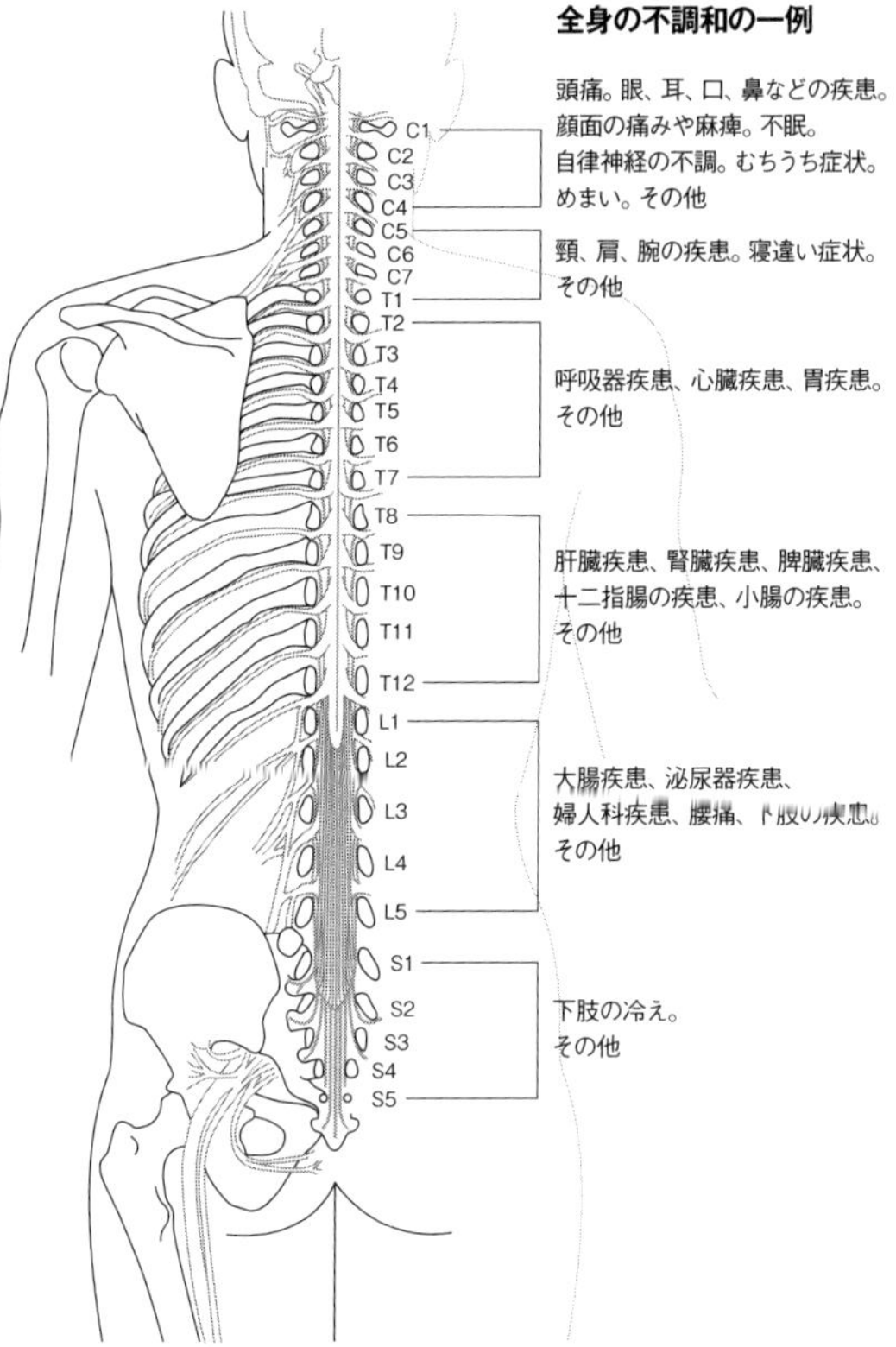
全身の不調和の一例
C1
C2
C3
C4
頭痛。眼、耳、口、鼻などの疾患。
顔面の痛みや麻痺。不眠。
自律神経の不調。むちうち症状。
めまい。その他
C5
C6
C7
T1
頸、肩、腕の疾患。寝違い症状。
その他
T2
T3
T4
T5
T6
T7
呼吸器疾患、心臓疾患、胃疾患。
その他
T8
T9
T10
T11
T12
肝臓疾患、腎臓疾患、脾臓疾患、
十二指腸の疾患、小腸の疾患。
その他
L1
L2
L3
L4
L5
大腸疾患、泌尿器疾患、
婦人科疾患、腰痛、下肢の疾患。
その他
S1
S2
S3
S4
S5
下肢の冷え。
その他

ても、傷が治るには時間が必要です。カイロプラクティックの哲学では、「時間を必要としない過程はありえない」と教えています。無闇に痛みなどを抑えれば危険信号無視のようなことになり、さらに悪い状態になってしまいます。

神経の圧迫が首の上方、すなわちC1、C2、C3あたりで起これればその神経の支配領域、すなわち首から上の不調和が出るのです。

またC4、C5、C6、C7、T1あたりは首から肩・上肢を支配している神経ですから、その神経に圧迫が起きれば、当然その神経支配の領域である首・肩・腕の不調和が出ます。ですから胸椎の間から出る神経に圧迫が起きれば胸や背中に異常が出ますし、腰椎・仙骨の間から出る神経に圧迫が起きればその神経支配の領域である腰や下肢に異常が出るのです。

自律神経は背骨の内側に隠れていますが、自律神経のバランスが崩れれば、やはり自律神経が支配しているその領域のそれぞれの細胞・組織・器官の働きが悪くなり、さまざまな症状として発現してきます。

このように、皆さんの抱えているいろいろな症状・不調和は、結果として、上部頸椎のズレによる脊椎骨の補正作用で起きた部位の神経の支配領域に出てきます。下部の神経圧迫は原因ではありません。

原因は前述したC1・C2のいずれかですから、この部位を検査してその原因に圧迫があれば、そこの神経圧迫を取り除くためにアジャストメントを行います。それによってC1・C2がバランスを取り戻し正常な位置に収まれば下部の脊椎もバランスを取り戻し、神経の圧迫がなくなっていくのです。神経の圧迫のなくなっていく領域から徐々に症状も自然に消えていきます。

ただし自分、すなわち後天的知能が一番治したいと思うところから治るとは限りません。内在の叡智であるイネイトが、自分の身体を診断して、治さなければいけない部位から治していきます。つまり、自分の都合のいいようにはいかないのです。それで、中には「治らない」と言って諦めてしまう人たちもいます。

しかし傷が治るのと同じように時間はかかりますが、C1・C2の原因となる頸椎が正常に保たれていれば、時間の経過に応じて生命エネルギーも正常に伝達されていき、本来の健康状態に戻ります。このような理由で上部頸椎一か所を調整します。

ただし、原因が良い状態になれば健康体に戻りますが、生命エネルギーがいくら正常に流れても、他のことが原因であれば本当の健康には戻れません。

例えば、クスリの副作用で体調を崩していれば、そちらを正さなければ体調は回復しません。実際に上部頸椎の状態を良くしていても、長年クスリを飲み続けている患者さんの中には体調が回復しない人や、脳卒中や心臓病を患う人もいます。

私たちは医師でも薬剤師でもないので、クスリに対しての指示は出せません。判断はあなた自身でしなければならず、正しい判断をするためには勉強をして知識を得なければなりません。それも自己管理の一つです。自己責任を取らないことは他者依存につながります。それでは身体は良くなりません。

自分の身体の内部にすべて任せるべきです。命はあなたの内部のものです。寿命も含めて！

おわりに

1999年に『原因はひとつ　健康の鍵は上部頸椎』をたにぐち書店から発行したときに、すでに「原因と結果の法則」「イネイト」を言っているのですが、それから言い続けて早25年になります。

年月を経るほどにイネイトへの思いも深まり、それに従って周囲の環境も変わり、臨床にも良い影響が出ているように感じます。加えて、以前よりも精神的にも向上していると感じることが多々あります。イネイトがさらに応援してくれているようです。

このようなことで、やはり「上部頸椎専門カイロプラクティック」は本物であり、普遍であることが分かります。今回で3冊目を出版させていただくのですが、その都度、原因と結果について書きました。

社会は二極化されているとよく聞きます。片方は波動が上がり、個人ばかりでなく全体のレベルを高めているようですが、一方は波動を下げて周囲に迷惑をかけて全体のレベルも下げてしまっているようです。そういう人たちの中でも見えない力、「高次元のイネイト」は働いてくれています。

皆さん全員が「原因と結果の法則」を知ってそれを実行し、上部頸椎を良くして、イネイトに気づき、すべてのレベルが高まることを願います。皆さんがイネイトに気づき、イネイトを愛せば、イネイトの方からも愛が注がれ、さらに幸せになれるのです。

再度、再度載せますが、

◎一番伝えたいことは先天的知能（イネイト）。

先天的知能は完璧です。
先天的知能はあなたを愛しています。
先天的知能は決してあなたを見捨てない。
先天的知能は決してあなたを裏切らない。
先天的知能はあなたの身体に対して決して誤診はしない。
先天的知能はあなたの身体に対して決して間違った治療はしない。
なぜならば、先天的知能があなた自身だから。

◎次に伝えたいことは自然治癒力。
先天的知能によって創造される自然治癒力は完全です。
自然治癒力は減少しません。
自分の身体を治すことができるのは自然治癒力しかありません。
したがって自然治癒力が妨害されないようにしておくことは重要です。

最後になりましたが、前回の出版にも協力してくれました現代書林の浅尾浩人氏と、今回編集を担当してくれました平川潔氏、それと多くの患者さんたち、恩師の方々や参考にさせていただいた医師の方たち、そしていつも後ろで支えてくれている妻の春江に心から感謝の意を表します。もちろんイネイトにも！

2024年2月

愛気カイロプラクティック・オフィス　髙橋祐一郎

参考文献

『上部頸椎専門カイロプラクティック　哲学・科学・芸術』賀来史同著・たにぐち書店
『カイロプラクティック　哲学・科学・芸術』賀来史同監訳・十菱麟訳・エンタプライズ
『霊性の開発』五井昌久著・白光真宏会出版本部
『あるがままに』デーヴィッド・ゴッドマン編・福間巖訳・ナチュラルスピリット
『アイ・アム・ザット　私は在る』スダカール・S・ディクシット編・福間巌訳・ナチュラルスピリット
『中村天風 リーダーの心得』合田周平著・実業之日本社
『運命を拓く』中村天風著・講談社
『「原因」と「結果」の法則①～④』ジェームズ・アレン著・坂本貢一訳・サンマーク出版
『原因はひとつ　健康の鍵は上部頸椎』髙橋祐一郎著・たにぐち書店
『病気を治すために知ってほしい大切なこと』髙橋祐一郎著・現代書林
『B.J.クリニック』B・J・パーマー・カイロプラクティック・クリニック著・賀来史同訳・編集・科学新聞社
『首のズレは万病のもと』賀来史同著・幻冬舎
『神々の沈黙』ジュリアン・ジェインズ著・柴田裕之訳・紀伊國屋書店
『ゆるしの法則』ジェラルド・G・ジャンポルスキー著・堤江実訳・サンマーク出版
『ニュー・アース』エックハルト・トール著・吉田利子訳・サンマーク出版
『なまけ者のさとり方』タデウス・ゴラス著・山川紘矢・山川亜希子訳・地湧社
『沈黙の春』レイチェル・カーソン著・青樹簗一訳・新潮社

参考文献

『広辞苑』新村出編・岩波書店
『薬の常識はウソだらけ』三好基晴著・廣済堂出版
『クスリは飲んではいけない!?』船瀬俊介著・徳間書店
『[断薬]のススメ』内海聡著・ベストセラーズ
『傷はぜったい消毒するな』夏井睦著・光文社
『開業医の嘘 大病院の罠』富家孝著・光文社
『医者が患者をだますとき』ロバート・S・メンデルソン著・弓場隆訳・草思社
『病気にならない免疫生活のすすめ』安保徹著・中経出版
『はぐれ医者の万病講座I』小田慶一著・風琳堂
『だから、医者は病気を治せない』内藤政人著・土日社
『9割の病気は自分で治せる』岡本裕著・中経出版
『病院で殺される』船瀬俊介著・三五館
『医学不要論』内海聡著・三五館

日本上部頸椎カイロプラクティック協会の紹介

私が所属する日本上部頸椎カイロプラクティック協会のメンバーは全員が日本国内での何らかの医療国家資格を取得した上で上部頸椎専門カイロプラクティックの施術に及んでおりますので安心して受けていただけます。

数は少ないのですが全員が厳選された会員です。私たちは上部頸椎専門カイロプラクティックを受けていただくことで、あなたの健康への手助けができると確信しています。全員がお役にたてるように準備して待機していますので、どうぞお近くの当協会会員のオフィスへお問い合わせください。

日本上部頸椎カイロプラクティック協会

http://www.specific.jp/

首《くび》の一点《いってん》を調《ととの》えるだけで「先天的知能《せんてんてきちのう》」が身体《からだ》を治《なお》す

2024年 3月28日　初版第1刷

著　者――――――――――――髙橋祐一郎《たかはしゆういちろう》
発行者――――――――――――松島一樹
発行所――――――――――――現代書林
〒162-0053　東京都新宿区原町3-61　桂ビル
TEL／代表　03(3205)8384
振替00140-7-42905
http://www.gendaishorin.co.jp/

ブックデザイン＋DTP―――吉崎広明（ベルソグラフィック）
本文使用画像――――――――styleuneed.de／shutterstock

印刷・製本：㈱シナノパブリッシングプレス
乱丁・落丁本はお取り替えいたします。

定価はカバーに
表示してあります。

ISBN978-4-7745-2002-5　C0047